中国科学技术出版社

·北京·

Fibroids and Reproduction

子宫肌瘤与生殖

原著 Botros R. M. B. Rizk

Yakoub Khalaf

Mostafa A. Borahay

主译 李　萍　蒋清清

中国科学技术出版社

·北京·

图书在版编目（CIP）数据

子宫肌瘤与生殖 /（埃及）博特罗斯·R. M. B. 里兹克等原著；李萍，蒋清清主译 . — 北京 : 中国科学技术出版社，2022.1

书名原文 : Fibroids and Reproduction

ISBN 978-7-5046-9152-1

Ⅰ . ①子… Ⅱ . ①博… ②李… ③蒋… Ⅲ . ①子宫肿瘤—关系—繁殖 Ⅳ . ① R737.33 ② Q418

中国版本图书馆 CIP 数据核字 (2021) 第 163238 号

著作权合同登记号：01-2021-6414

策划编辑　靳　婷　延　锦
责任编辑　方金林
装帧设计　佳木水轩
责任印制　李晓霖

出　　版　中国科学技术出版社
发　　行　中国科学技术出版社有限公司发行部
地　　址　北京市海淀区中关村南大街 16 号
邮　　编　100081
发行电话　010-62173865
传　　真　010-62179148
网　　址　http://www.cspbooks.com.cn

开　　本　889mm×1194mm　1/16
字　　数　189 千字
印　　张　10
版　　次　2022 年 1 月第 1 版
印　　次　2022 年 1 月第 1 次印刷
印　　刷　天津翔远印刷有限公司
书　　号　ISBN 978-7-5046-9152-1 / R·2762
定　　价　108.00 元

版权声明

内容提要

本书引进自世界知名的 CRC 出版集团，由国际妇产科专家 Botros R. M. B. Rizk 教授、Yakoub Khalaf 教授及 Mostafa A. Borahay 教授联合生殖及影像领域的权威专家共同打造，是一部临床实践与指南推荐相结合的实用著作。本书全面阐述了子宫肌瘤与生殖的各种问题，立意新颖，内容丰富，不仅讨论了子宫肌瘤对生殖、辅助生殖技术及子宫内膜容受性（胚胎移植）的影响，还论述了子宫肌瘤与复发性流产的关系问题、妊娠合并子宫肌瘤后如何处理、子宫肌瘤在生殖方面医疗干预的选择及避免子宫肌瘤对生殖影响的新技术、新理念等。本书从临床实际出发，紧贴医患共同关注的子宫肌瘤对生殖的影响与处理问题，运用简洁的语言和直观的图表，对最新循证证据进行梳理和提炼，不仅可满足妇产科与生殖医学工作人员在实际工作中的需求，还可启发相关临床医生进一步思考，对该领域感兴趣的研究人员亦可从中获益。

补充说明

本书配套视频已更新至网络，读者可通过扫描右侧二维码，关注出版社"焦点医学"官方微信，后台回复"子宫肌瘤与生殖"，即可获得视频下载观看。

译校者名单

主　译　李　萍　蒋清清

副主译　林　津　李秀琴

译校者　（以姓氏笔画为序）

于　鹏　厦门大学附属妇女儿童医院

邓冰冰　厦门大学附属妇女儿童医院

代卫斌　山西医科大学附属太原市中心医院

李　萍　厦门大学附属妇女儿童医院

　　　　厦门市生殖与遗传重点实验室

李秀琴　山西医科大学附属太原市中心医院

邬晓琳　厦门大学附属妇女儿童医院

林　津　厦门大学附属妇女儿童医院

黄　惠　厦门大学附属妇女儿童医院

黄陆荣　厦门大学附属妇女儿童医院

梅利斌　厦门大学附属妇女儿童医院

　　　　厦门市生殖与遗传重点实验室

蒋清清　厦门大学附属妇女儿童医院

主译简介

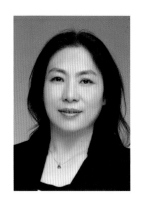

李　萍　医学硕士，副教授，硕士研究生导师，主任医师，厦门大学附属妇女儿童医院生殖医学科主任、学科带头人。国家人类辅助生殖技术管理专家库成员，中华医学会生殖医学分会委员及临床学组委员，福建省医学会生殖医学分会副主任委员，厦门市医学会生殖医学分会主任委员，厦门市辅助生殖技术质控中心主任，《生殖医学杂志》编委。2000 年在美国华盛顿哥伦比亚妇产医院学习 IVF 及其管理，2011 年厦门市以创新创业人才引进。从事妇产科临床、教学及科研工作 32 年，其中人类辅助生殖技术 20 年。主持省部级课题 5 项，发明专利 5 项。获国家妇幼健康科技进步二、三等奖各 1 项，厦门市科学技术进步二等奖 2 项，厦门市医学创新奖 1 项。主译专著 5 部，发表论文 100 余篇。

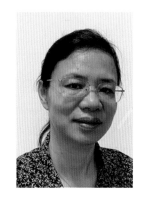

蒋清清　中南大学湘雅医学院医学硕士，厦门大学附属妇女儿童医院妇科主任医师。福建省医学会妇产科学分会青年委员会委员，厦门市医师协会妇产科分会第一届委员会常务委员，厦门市医学会妇产科学分会第七届委员会妇科内分泌学组委员。从事妇产科教学、医疗及科研工作 20 余年，对妇科常见病、多发病及妇科肿瘤、子宫内膜异位症、子宫憩室、子宫瘢痕妊娠等诊断及处理方面有独特见解，擅长妇科内镜手术。

中文版序

　　子宫肌瘤是女性生殖系统最常见的良性肿瘤。随着人类辅助生殖技术和影像技术的快速发展，育龄期女性子宫肌瘤对生殖的影响已成为妇产科与生殖医学临床工作者关注的焦点、热点和实际工作中的难点。目前尚缺乏该专题的全球性临床指南与共识。

　　Fibroids and Reproduction 由 Botros R.M.B.Rizk 教授、Yakoub Khalaf 教授和 Mostafa A. Borahay 教授联合编写，围绕生殖结局的有效性和安全性对子宫肌瘤的影响及诊治进行了多维度探讨。著者从临床实际出发，利用大量图片和数据，结合领域内最新前沿进展，总结了目前存在的问题，并对可能行之有效的干预措施和治疗方案进行了展望，鼓励临床医生开放思维，总结探索子宫肌瘤患者的最优临床方案，尤其适合研究不孕及反复妊娠丢失患者的妇产科与生殖医学临床医师阅读参考。

　　本书的译者为厦门大学附属妇女儿童医院和山西医科大学附属太原市中心医院妇产科与生殖医学临床一线的优秀青年专家，同时联合具有丰富临床经验的影像学专家，在忠于原著的基础上，按照国内读者习惯，完美地润饰了文稿，确保了中文译本的专业性和适读性。各位译者在繁忙的医教研工作之余，严谨务实、满腔热忱地完成本书的翻译工作。希望这部中文翻译版的出版能够对国内的妇产科与生殖医学的发展起到积极的促进作用。

　　感谢各位译者对本书的付出，乐为序。

郑州大学第一附属医院生殖与遗传专科医院
中华医学会生殖医学分会前任主任委员、第四届主任委员

译者前言

在全球生育力持续下降的形势下，我国人口生育政策快速同步调整，就 2021 年 5 月刚出台"一对夫妻可以生育三个子女"政策的时间当口，由 Botros R. M. B. Rizk 教授、Yakoub Khalaf 教授和 Mostafa A. Borahay 教授共同编撰的 *Fibroids and Reproduction* 一书也由各位同道齐力翻译审校完成，期待本书的中文翻译版能够成为我国同道在解决合并子宫肌瘤不孕症患者生育问题的临床实践中可以借鉴的一部临床实用参考指南。

著者立足临床实践，图文并茂，从子宫肌瘤的诊断和分类的概述，到翔实的循证证据的引用，详细介绍了子宫肌瘤对妊娠和生殖助孕结局的影响，并对目前最新的临床干预治疗措施及其利弊展开了深入讨论，不仅为生殖学科医生提供了正确评估子宫肌瘤对生育力和体外受精 – 胚胎移植助孕结局影响的方法，还系统阐述了不同治疗方案的利弊，为妇科临床医生个性化处理合并子宫肌瘤的不孕症患者提供了多维度的思路及非常有价值的诊疗方法作为参考，以期获得满意的生殖结局。此外，书中还展示了子宫肌瘤与生殖的最新临床研究成果，为患者提供更优治疗方案搭建了桥梁。

参与本书翻译工作的都是在临床一线工作的妇科学、生殖医学及影像学医生，他们在繁忙的临床科研工作中，利用业余时间精心翻译审校，认真踏实，严谨务实，体现了医学工作者追求专业、卓越的职业精神。本书兼具专业性与实用性，但由于中外术语表达及语言表述有所差异，中文翻译版中可能存在一些偏颇之处，敬请广大同道批评指正，以便再版时修订。

厦门大学附属妇女儿童医院

原著前言

亲爱的读者：

很荣幸可以为您奉上这部涵盖子宫肌瘤临床评估与管理等方面的著作。我们经过不懈的努力使其趋于完美，期望能对您救助患者有所帮助。我们将自身所知全部记录于书中，希望您能从中获益。

我们要对家人表示最诚挚的谢意，没有他们的支持和奉献，我们不可能完成本书。

我们还要感谢我们最亲爱的朋友和同事，他们一直与我们共同努力，还要特别感谢 Mohamed Aboulghar、Gamal Serour、Hossam Abdalla、Shawky Badawy 和 Fouad Sattar 博士，我们彼此之间有着数十年的友谊与合作经历。我们还要感谢 Robert Peden 和所有为本书出版而辛苦付出的其他工作人员。

Botros R. M. B. Rizk

Yakoub Khalaf

Mostafa A. Borahay

（梅利斌 **译** 李 萍 **校**）

目　录

第 1 章　绪论

Fibroids and Reproduction: A Bird's-Eye View

Botros R. M. B. Rizk　Candice P. Holliday　Yakoub Khalaf　著

蒋清清　译　　林　津　校

一、概述

子宫肌瘤（或平滑肌瘤）是一种良性、单克隆的子宫平滑肌肿瘤，通常表现为多发病变（图 1-1），但也可以呈单发病变（图 1-2）。20%～40% 的女性患有子宫肌瘤，多发生在 30 岁以后，发病率随着年龄的增长而稳定上升 [1]。当研究子宫肌瘤与生殖功能障碍（不孕或流产）之间的关系时，应该考虑到子宫肌瘤发病率随着年龄而增长，因为两者均与年龄密切相关。

虽然从生物学和临床医学角度来看，肌瘤与生殖功能障碍有关（见第 2 章），但因果关系尚未确立。

临床上能够诊断出大多数有症状的肌瘤，但关键的临床信息可以通过各种影像形式获得。

超声是一种无创性影像学检查，患者耐受良好，价格便宜，能够相对准确地评估盆腔内肌瘤的情况（见第 8 章），而评估子宫肌瘤大小和位置有利于择期手术或动态观察子宫肌瘤的变化（图 1-3 至图 1-5）。

在一些复杂的病例（多发性肌瘤、既往有手术史和合并相关疾病），磁共振成像（MRI）可以提供有价值的信息，有助于选择手术或替代治疗方法，如子宫动脉栓塞（UAE）或 MRI 介导的聚焦超声（见第 7 章）。

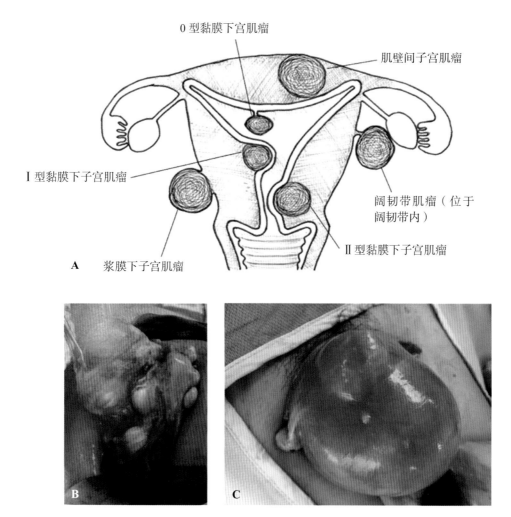

▲ 图 1-1 **A.** 不同位置的子宫肌瘤；**B.** 多发性子宫肌瘤—肌壁间、浆膜下和黏膜下肌瘤；**C.** 肌壁间肌瘤导致子宫增大

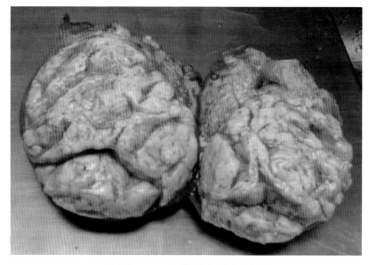

▲ 图 1-2 单发巨大子宫肌瘤

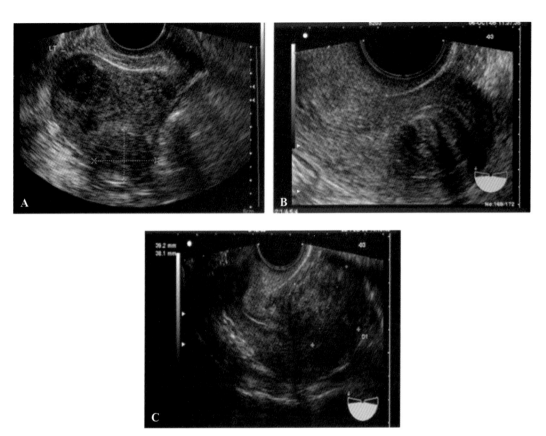

▲ 图 1-3 肌壁间肌瘤

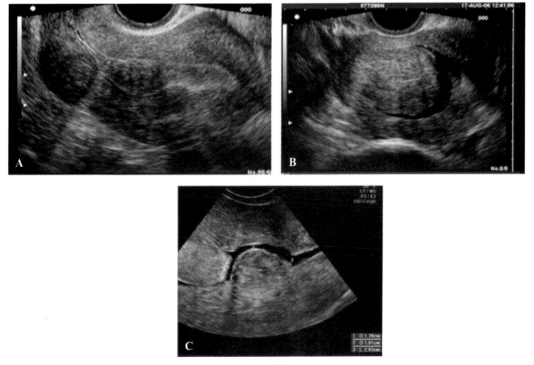

▲ 图 1-4 黏膜下肌瘤

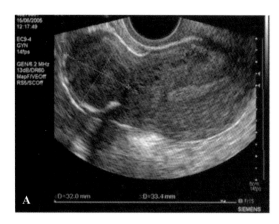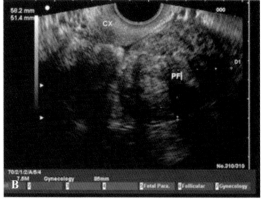

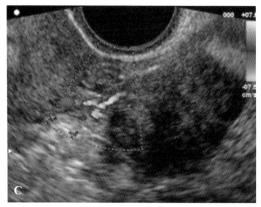

▲ 图 1-5　**A.** 浆膜下肌瘤；**B.** 阔韧带肌瘤；**C.** 多普勒超声显示阔韧带肌瘤的血供

二、分类

子宫肌瘤来源于肌壁且导致宫腔变形时，使用 Wamsteker 和 de Blok 分类[2] 有助于详细描述子宫肌瘤位于宫腔的比例（见第 7 章）。具体分类如下。

0 型：带蒂黏膜下肌瘤 100% 位于宫腔内。

Ⅰ 型：大于 50% 的子宫肌瘤位子宫腔内。

Ⅱ 型：小于 50% 的子宫肌瘤位于宫腔内（如大于 50% 的子宫肌瘤位于子宫肌层）。

二维超声很难评估患者属于哪种类型的肌瘤。使用三维超声和宫腔盐水灌注超声造影可以进行准确判断（图 1-6 至图 1-8）。明确诊断对术前准备、最佳手术方式的选择及患者预后至关重要。对于肌壁间和浆膜下子宫肌瘤，根据子宫肌瘤占据子宫肌层的比例提出了一种类似的分类系统（见第 2 章）。三维超声已成为评价子宫肌瘤与宫腔关系越来越有价值的影像学检查。

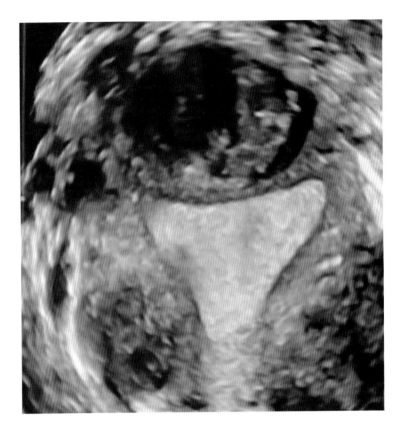

◀ 图 1-6 三维超声显示子宫底部肌壁间肌瘤

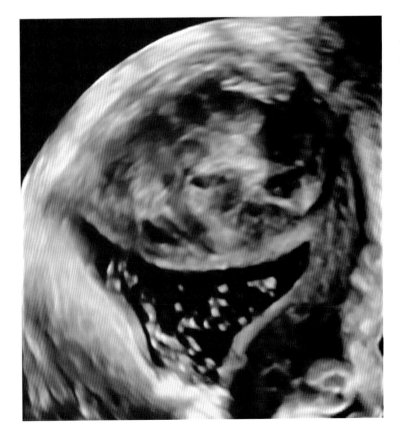

◀ 图 1-7 宫腔盐水灌注超声造影显示肌壁间肌瘤突向宫腔

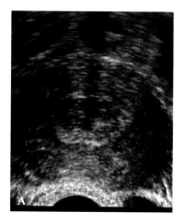 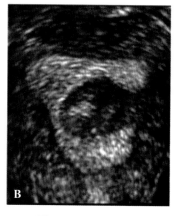 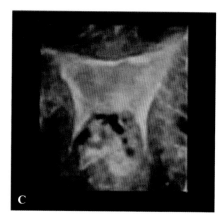

▲ 图 1-8　黏膜下肌瘤三维视图
A. 横切面；B. 冠状切面；C. 彩色三维超声

三、诊断

　　二维超声是诊断肌瘤的传统方法，但现在也有更多的影像学方法用于临床。经阴道超声（transvaginal scan，TVS）是能够进行理想的肌瘤成像、显示肌瘤轮廓的最好方法（图 1-3 至图 1-5）。经阴道探查，探头距子宫更近，可以使用更高的频率，从而提高组织的分辨率。在做阴道超声之前，患者应先排空膀胱。TVS 探头是弧形的、宽频的、腔内的，其中心频率通常为 6.5MHz。由于肌瘤组织成分混合且致密，超声束可以被肌瘤高度衰减，因此导致透声差和声影形成。由于这种衰减，有时使用较低的频率可以更好地穿透肌瘤，以获得肌瘤后方的轮廓。当子宫被肌瘤压迫严重时，TVS 无法看到完整子宫，这时经腹部超声（transabdominal sonography，TAS）可以很好地显示子宫全貌。

　　经腹部超声（transabdominal sonography，TAS）使用中心频率为 3.5MHz 的弧形、宽频腹部探头。腹部超声视野更广，能够充分显示增大的子宫。腹部探头也可以使用更低的频率来实现更好的组织穿透。此外，谐波的选择及更高功率的设置可以提高超声对肌瘤的显示效果。TAS 通常需要充盈膀胱才能清晰显示盆腔器官。但当子宫因肌瘤明显增大时，就不需要膀胱充盈，因为掩盖盆腔器官的肠襻被巨大的子宫肌瘤推开。

　　由于肌瘤的假包膜，经阴道超声可以很好显示肌瘤轮廓的特殊外观，即使是非常小的肌瘤。因肌瘤具有混合的组织成分，超声表现为不均质回声。这种回声在某些肌瘤病例表现为高度衰减。子宫肌瘤应该有明确的轮廓，没有明确边界的不均质子宫肌层可能是子宫腺肌病。与相邻的子宫肌层相比，肌瘤的典型特征是低回声，但有时也可呈等回声（如果有脂肪或纤维性改变，甚至可呈高回声）。肌瘤囊性变在超声上表现为中央无回声区，可包含内部回声或液平面[3]（图 1-9）。当肌瘤组织被纤维组织取代时，超声的回声会增强。肌瘤发生钙化时，超声上表现为强回声病灶或明亮的外边缘，并导致后方声影。

四、生育力

肌瘤如何影响生育对生殖医学医师来说是非常重要的（见第 3 章），许多不确定性仍然存在。子宫肌瘤通常在 35 岁以后出现症状，而这也是生育力开始下降的时候。合理的做法是，先探讨子宫肌瘤如何影响生育能力，然后具体探讨子宫肌瘤对体外受精（in vitro fertilization，IVF）结果的影响。

五、受孕

事实上许多年前，人们就强调患子宫肌瘤的女性更不易受孕。在一项对妊娠合并子宫肌瘤妇女的回顾性研究中，43% 的妇女有至少 2 年的不孕症病史[4]。而且，子宫

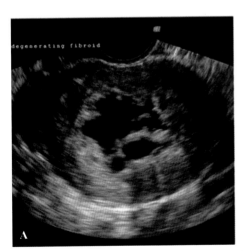
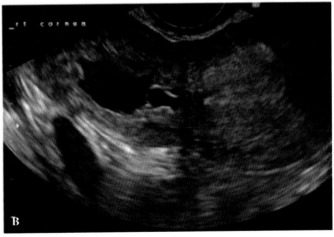

▲ 图 1-9　子宫肌瘤变性

肌瘤剥除术后的自然受孕和活产率（图 1-10）可能间接证明子宫肌瘤影响妊娠和导致不孕。在一项研究中，子宫肌瘤切除术后 1 年的累积活产率为 50%，术后第二年妊娠率稍高，但术后超过 24 个月的妊娠率降低甚至几乎为 0% [5]（图 1-11）。另一项研究 [6]（图 1-12）表明，累积妊娠率明显受年龄的影响。

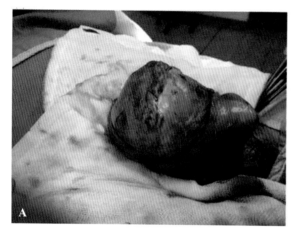 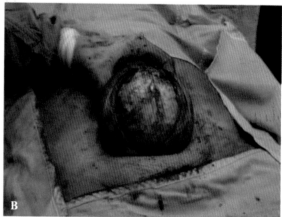

▲ 图 1-10　子宫肌瘤剥除术中被切除的子宫肌瘤

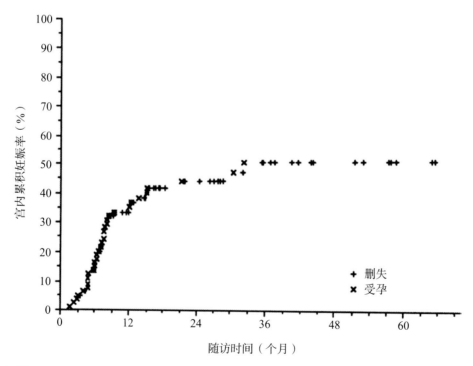

▲ 图 1-11　**Kaplan & Meier** 法子宫肌瘤切除术后自发宫内妊娠的累积概率（时间 **0** 为子宫肌瘤切除术日期）

经许可转载，引自 Fauconnier A et al. *Hum Reprod*. 2000；15：1751-7.

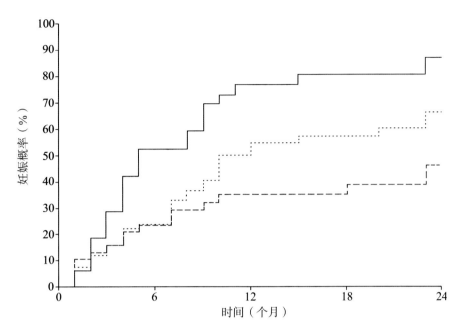

▲ 图 1-12　**138 例子宫肌瘤切除妇女累计 24 个月妊娠率**

30 岁以下 32 例（连续实线），30—35 岁 69 例（点状虚线），年龄超过 35 岁 38 例（短杆虚线）（对数秩检验，$\chi^2=12.05$，$P=0.0024$）（经许可转载，引自 Vercellini P et al. *Fertil Steril*. 1999；72：109-14.）

六、流产

许多关于肌瘤和流产之间关系的研究是肌壁间肌瘤，而不是黏膜下肌瘤[7]。在一些研究中，肌壁间肌瘤与流产率增高有关，达 8%～15%（见第 4 章）。此外，多发性肌瘤，相对于单个肌瘤，是流产的重要危险因素[8]。在一项研究中，有症状的肌瘤患者在子宫肌瘤切除术后流产率从 41% 下降到 19%[9]。然而，最近的一项研究报道，子宫肌瘤流产的风险比增加（HR=1.29%，95%CI 1.02～1.64），但在调整了混杂变量（母亲年龄、种族、饮酒、提前终止妊娠和产次）后，这种增加的风险消失了（HR=0.83%，95% CI 0.63～1.08）[10]。

七、体外受精结局

文献提示，仅因肌瘤导致不孕的妇女比例非常低（1%～2.4%）[11]。一项研究认为，子宫肌瘤降低了生育力，因为有子宫肌瘤的女性中 43% 有至少 2 年的不孕史[12]。其他前瞻性研究考察了肌瘤对 IVF 患者的影响，发现有肌瘤的患者的成功率降低 [13, 14]。第 2 章更详细描述了关于子宫肌瘤和体外受精结局之间的关系。

　　子宫肌瘤的医学管理将在第 6 章讨论，介入治疗将在第 9 章讨论。手术前超声和 MRI 的作用将在第 7 章和第 8 章讨论。切除黏膜下肌瘤是提高生育力的金标准（见第 10 章）。然而，对于肌壁间子宫肌瘤，切除肌瘤的价值是有争议的，特别是当子宫腔没有变形时。一项研究发现，与对照组相比，接受体外受精的肌壁间肌瘤妇女的着床率、临床妊娠率和活产率显著降低 [15]。然而，关于肌瘤的大小、数量、类型和症状 [16] 的影响，证据是矛盾的。也就是说，一些研究表明，子宫肌瘤切除术后，50%～60% 自然受孕率增加 [12]，妊娠早期和中期流产率降低 [9, 17]。

　　因此，虽然文献中普遍认为子宫肌瘤确实影响生育力，但如何处理肌瘤仍是未知的。在尝试体外受精之前挖除子宫肌瘤是否影响，目前还没有定论 [18-25]。不幸的是，由于没有随机对照试验证明肌瘤切除术的价值，且文献存在方法学上存在局限性，目前还没有明确的体外受精患者肌瘤处理指南。因此，体外受精前的子宫肌瘤手术治疗是个体化的，需考虑子宫肌瘤导致的症状、生育史（包括以前任何失败的体外受精）和患者的需求（见第 2 章和第 11 章）。

参 考 文 献

[1] Practice Committee of the ASRM. Myomas and reproductive function. *Fertil Steril*. 2004;82: 5111–16.

[2] Wamsteker K, and de Blok S. Resection of intrauterine fibroids. In: Lewis BV, and Magos AL (eds). *Endometrial Ablation*. Edinburgh, UK: Churchill Livingstone, 1993.

[3] Reddy N, Jain KA, and Gerscovich EO. A degenerating cystic uterine fibroid mimicking an endometrioma on sonography. *J Ultrasound Med*. 2003;22(9):973–6.

[4] Hasan F, Arumıgam K, and Sivanesaratnam V. Uterine leiomyomata in pregnancy. *Int J Gynecol Obstet*. 1990;34:45–8.

[5] Fauconnier A, Dubuisson JB, Ancel PY et al. Prognostic factors of reproductive outcome after myomectomy in infertile patients. *Hum Reprod*. 2000;15(8):1751–7.

[6] Vercellini P, Maddalena S, De Giorgi O et al. Determinants of reproductive outcome after abdominal myomectomy for infertility. *Fertil Steril*. 1999;72(1):109–14.

[7] Klatsky P, Tran D, Caughey A, and Fujimoto V. Fibroids and reproductive outcomes: A systematic literature review from conception to delivery. *Am J Obstet Gynecol*. 2008;198(4):357–66.

[8] Benson CB, Chow JS, Chang–Lee W et al. Outcome of pregnancies in women with uterine leiomyomas identified by sonography in the first trimester. *J Clin Ultrasound*. 2001;29:261–4.

[9] Buttram VC Jr and Reiter RC. Uterine leiomyomata: Etiology, symptomology, and

management. *Fertil Steril*. 1981;36:433–45.

[10] Hartmann KE, Velez Edwards DR, Savitz DA et al. Prospective cohort study of uterine fibroids and miscarriage risk. *Am J Epidemiol*. 2017;186(10):1140–8.

[11] Donnez J and Jadoul P. What are the implications of myomas on fertility? A need for a debate? *Hum Reprod*. 2002;17(6):1424–30.

[12] Hasan F, Arumugam K, and Sivanesaratnam V. Uterine leiomyomata in pregnancy. *Int J Gynaecol Obstet*. 1990;34:45–58.

[13] Hart R, Khalaf Y, Yeong CT et al. A prospective controlled study of the effect of intramural uterine fibroids on the outcome of assisted conception. *Hum Reprod*. 2001;16:2411–17.

[14] Check JH, Choe JK, Lee G, and Dietterich C. The effect on IVF outcome of small intramural fibroids not compressing the uterine cavity as determined by a prospective matched control study. *Hum Reprod*. 2002;17:1244–8.

[15] Bai X, Lin Y, Chen Y, and Ma C. The impact of FIGO type 3 fibroids on in–vitro fertilization outcomes: A nested retrospective case–control study. *Eur J Obstet Gynecol Reprod Biol*. 2020;247:176–80.

[16] Pritts EA. Fibroids and infertility: A systematic review. *Obstet Gynecol Surv*. 2001;56:483–91.

[17] Bulletti C, De Zeigler D, Setti P et al. Myomas, pregnancy outcome and *in vitro* fertilization. *Ann NY Acad Sci*. 2004;1034:84–92.

[18] Farhi J, Ashkenazi J, Feldberg D et al. The effects of uterine leiomyomata on in–vitro fertilization treatment. *Hum Reprod*. 1995;10:2576–8.

[19] Elder–Geva T, Meagher S, Healy DL et al. Effect of intramural subserosal, and submucosal uterine fibroids on the outcome of assisted reproductive technology treatment. *Fertil Steril*. 1998;70:687–91.

[20] Shokeir TA. Hysteroscopic management in submucous fibroids to improve fertility. *Arch Gynecol Obstet*. 2005;273(1):50–4.

[21] Narayan R and Rajat Goswamy K. Treatment of submucous fibroids, and outcome of assisted conception. *J Am Assoc Gynecol Laparosc*. 1994;1:307–11.

[22] Stovall DW, Parrish SB, Van Voorhis BJ et al. Uterine leiomyomas reduce the efficacy of reproduction cycles. *Hum Reprod*. 1998;13: 192–7.

[23] Rinehart J. Myomas and infertility: Small intramural myomas do not reduce pregnancy rate *in vitro* fertilization. *Presented at the 53rd annual meeting of the American Society for Reproductive Medicine*, Cincinnati, Ohio, 1997;18–22.

[24] Yarali H and Bukulmez O. The effect of intramural and subserous uterine fibroids on implantation and clinical pregnancy rates in patients having intracytoplasmic sperm injection. *Arch Gynecol Obstet*. 2002;266:30–3.

[25] Surrey ES, Leitz AK, and Schoolcraft WB. Impact of intramural leiomyomata in patients with a normal endometrial cavity on *in vitro* fertilization–embryo transfer cycle outcome. *Fertil Steril*. 2001;75:405–10.

第 2 章　子宫肌瘤与辅助生殖技术
Fibroids and Assisted Reproduction Technology

Eman A. Elgindy　著

邬晓琳　译　　林　津　校

一、概述

　　子宫肌瘤是最常见的妇科良性肿瘤，影响了 20%～50% 的女性[1]。子宫肌瘤对胚胎植入和辅助生殖技术（assisted reproduction technology，ART）结局可能产生不利影响。本章将根据子宫肌瘤的特点，对其影响进行分层分析，探讨不同类型子宫肌瘤对 ART 结局的影响。根据最新发表的循证依据，本章强调可用于改善这些患者 ART 治疗结局的方案，包括手术、药物和放射治疗。

二、疾病的相关因素

　　子宫肌瘤的致病危险因素见图 2-1[2]。年龄和种族是已知的发生子宫肌瘤的致病危险因素。黑人女性的子宫肌瘤发病率是白人女性的 3 倍多[3]。此外，子宫肌瘤的生长速度与种族相关。非洲裔女性的子宫肌瘤在整个生育期有一个相对稳定的生长速度，而白人女性的子宫肌瘤的生长速度在 35 岁前较快，45 岁后较慢[4]。此外，一些研究发现，月经初潮早、无生育史、肥胖、多囊卵巢综合征、高血压、糖尿病及摄入咖啡因和酒精等其他因素与发生子宫肌瘤的风险增加有关[5, 6]。

　　染色体缺陷、遗传学、表观遗传学改变、类固醇激素、细胞因子、趋化因子和生长因子等都在子宫肿瘤的发生和发展中发挥重要作用[7-13]。雌激素最初被认为是导致子宫肌瘤生长和分化的原因。而现在，孕酮及其受体（PR-A 和 PR-B）被认为在子宫肌

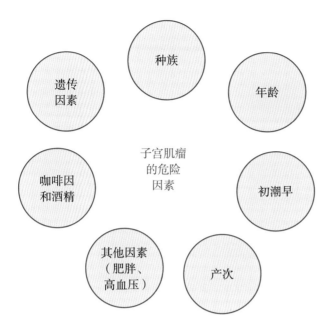

包括种族、年龄、月经初潮早、有无生育史、肥胖、高血压、咖啡因和酒精嗜好及基因改变 [引自 Donnez J and Dolmans MM. *Hum Reprod Update*. 2016; 22(6):665-86.]

瘤的生长、分化和增殖中起着关键作用 [14, 15]。

三、分类

　　肌瘤可以位于浆膜下、肌壁间（intramural，IM）或黏膜下（submucosal，SM）（图 1-1，图 1-3 至图 1-5）。然而，国际妇产科联盟（Federation International of Gynecology and Obstetrics，FIGO）于 2011 年推出的 FIGO 分类是基于子宫肌瘤与子宫壁的关系 [16]。共有 8 种类型的子宫肌瘤和 1 种混合类型（2 种类型的肌瘤混合）的子宫肌瘤（图 2-2）[2]。对于某种特定类型的子宫肌瘤，可以给出两个数字（如类型 2-5），第一个数字表示其与子宫内膜的关系，第二个数字表示其与浆膜层的关系。这种类型表述（类型 2-5）可以间接表示子宫肌瘤的大小，其贯穿子宫壁，突向宫腔，同时破坏子宫正常形态。

四、子宫肌瘤与辅助生殖技术结局：目前的证据

　　ART 已经成为治疗不孕症的一种常规手段，并被用于几乎所有类型的不孕症。尽管 ART 取得了进展，但胚胎植入率仍被认为是相对较低的。子宫肌瘤是对胚胎着床和

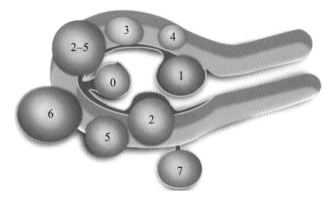

◀ 图 2-2 FIGO 分类（Munro 等，2011）

0= 带蒂的黏膜下肌瘤；1= 向内凸出 > 50% 的黏膜下肌瘤；2= 向内凸出 ≤ 50% 的黏膜下肌瘤；3= 与子宫内膜接触的肌壁间肌瘤；4= 完全性肌壁间肌瘤；5= 外凸 ≤ 50% 的浆膜下肌瘤；6= 外凸 > 50% 的浆膜下肌瘤；7= 带蒂的浆膜下肌瘤；8= 其他类型（如宫颈肌瘤、阔韧带肌瘤）。可以给出两个数字（如类型 2-5），第一个数字是指肌瘤与子宫内膜的关系，第二个数字是指肌瘤与浆膜层的关系 [引自 Donnez J and Dolmans MM. *Hum Reprod Update*. 2016；22（6）：665-86.]

ART 结局可能产生不利影响的因素之一[17]。一项包括体外受精（IVF）/ 卵细胞质内单精子注射（intracytoplasmic sperm injection，ICSI）的研究报道提示子宫肌瘤的发生率为 26.7%[18]。子宫肌瘤对 ART 预后可能的不良影响可能与子宫血管灌注、子宫内膜功能、子宫肌肉收缩性、配子迁移、子宫肌层 / 子宫内膜基因表达及子宫内膜容受性等重要标志物的改变有关[19-23]。然而，肌瘤对 ART 的影响似乎取决于其类型、大小和数量。

五、浆膜下肌瘤

浆膜下肌瘤似乎不影响生育能力或 ART 结果。一项包括 23 项研究的系统回顾和 Meta 分析显示，与对照组相比，患有子宫肌瘤的女性，无论肌瘤位置如何，其植入率、临床妊娠率（clinical pregnancy rate，CPR）和持续妊娠率（ongoing pregnancy rate，OPR）/ 活产率（live birth rate，LBR）均显著降低。当分析仅限于浆膜下肌瘤时，没有观察到这些结果的差异。因此，去除这种类型的肌瘤不会改变结果[22]。较大的浆膜下肌瘤可能会影响经阴道取卵操作，因此可能需要治疗。

六、肌壁间肌瘤

肌壁间肌瘤对不孕和 ART 结局的影响一直存在争议。最初，人们认为不凸出宫腔的肌瘤对生育能力或 ART 结果没有不良影响。2001 年的一项针对已有证据的系统回顾中提出，肌壁间肌瘤对妊娠结局没有不良影响[24]。然而，肌瘤的大小和数量都没有考虑在内。2005 年，Benecke 及其同事在一篇结构性文献综述中报道了不一致的结论。他们强调了肌壁间肌瘤对接受 ART 的女性胚胎植入率和活产率具有负面影响。他们的研究并没有明确会影响预后的肌壁间肌瘤大小的临界值[25]。

Somigliana 等（2007）进行了一项更新的 Meta 分析，包括 16 项研究，分析在 ART 周期中不同部位子宫肌瘤的影响。在这个重要的分析中，肌壁间肌瘤的存在与明显较低的临床妊娠率和分娩率相关[26]。此外, Pritts 及其同事（2009）的 Meta 分析发现，即使没有累及宫腔，存在肌壁间肌瘤的患者自然流产率增加，着床率降低，持续妊娠 / 活产率降低[22]。

随后，Sunkara 及其同事（2010）对 19 项观察性研究进行了系统回顾和 Meta 分析，重点关注无宫腔累及的肌壁间肌瘤对 ART 结果的影响。该研究发现，与不合并肌瘤的患者相比，肌瘤可以降低每个体外受精周期的临床妊娠率（15%）和活产率（21%）[27]。

有几项研究试图获得肌壁间肌瘤大小的某个界限，超过这个界限，肌瘤对 ART 结果是不利的。到目前为止，文献中已经提出了 2～7cm 的截断值，结果是相互矛盾的[28-31]。然而，普遍的共识是，当肌壁间肌瘤的直径超过 4cm，即使没有宫腔形态异常也会对 ART 结果造成损害[31]。

需要指出的是，在这些宫腔形态正常的肌壁间肌瘤中，体外受精活产率的降低并不一定意味着切除肌瘤将使活产率恢复到没有肌瘤时的预期水平[27]。一个非常重要的临床难题仍未解决。Benecke 等（2005）在他们的 Meta 分析中指出，切除肌壁间肌瘤，至少对 IVF 助孕失败的病例可能会有所改善。但是，他们强调在提出这些建议之前尚需进行进一步研究[25]。

Pritts 等（2009）在 Meta 分析中强调，缺乏明确的证据表明子宫肌瘤切除术可以改善这些患者的预后。他们建议进行高质量的研究，强调子宫肌瘤的大小、数量及是否接近子宫内膜等问题，以明确子宫肌瘤切除术的价值[22]。此外，Sunkara 及其同事（2010）强调，常规的子宫肌瘤切除术对 IVF 助孕女性来说无明确指征，有必要对子宫肌瘤切除这种手术干预进行风险 – 收益分析评价[27]。

一项前瞻性对照研究评估孕前去除子宫肌瘤是否可能提高妊娠率和持续妊娠率，其中患有子宫肌瘤并试孕 1 年而未孕的女性也包括在内。研究发现子宫肌瘤切除术后，肌壁间肌瘤组妊娠率为 56.5%，肌壁间 – 浆膜下肌瘤组妊娠率为 35.5%。而未接受手术的患者中，肌壁间肌瘤组的临床妊娠率为 41%，肌壁间 – 浆膜下肌瘤组的临床妊娠率为 21.43%，结果无统计学意义；研究者认为切除肌壁间肌瘤可能是有益的。但本研究是在非 ART 周期中进行 [32]。

一项有趣的研究分析了子宫肌瘤切除术后 ART 与未进行肌壁间肌瘤切除术 ART 的成本 - 效益指标，研究采用决策树数学模型和敏感性分析，将 8 篇已发表的文章作为成本和概率的数据进行分析。当存在肌壁间肌瘤的持续妊娠率小于 15.4% 时，ART 前肌壁间肌瘤切除术是具有成本效益的。同时，当存在肌壁间肌瘤的持续妊娠率为 15.4% 或更高时，只有妊娠率增加至少 9.6%，子宫肌瘤切除术才被认为具有成本效益 [33]。

七、黏膜下肌瘤

对于黏膜下肌瘤，文献的不确定性相对较少。目前的证据强调了它们对生育和 ART 治疗结果具有潜在不利影响。黏膜下肌瘤患者的妊娠率和着床率明显较低。在进行 ART 治疗前，应考虑对这些患者予以手术治疗 [22, 34]。

在 Pritts 等（2009）的 Meta 分析和系统回顾中，与没有肌瘤的不孕症女性相比，患有黏膜下肌瘤的女性临床妊娠率、着床率和持续妊娠率 / 活产率明显较低，且自然流产率明显较高。重要的是，黏膜下肌瘤组在肌瘤切除术后的临床妊娠率明显较前升高（RR=2.034%，95%CI 1.081～3.826，P=0.02）[22]。

八、基于生育考虑的子宫肌瘤治疗方法

肌瘤切除术是肌壁间肌瘤和黏膜下肌瘤在 ART 前的标准治疗方法。在过去几年里，微创手术如宫腔镜和腹腔镜越来越受欢迎。同时，这些病变的最新管理中已引入利用影像和物理治疗的半有创性方法。

九、手术治疗

（一）黏膜下肌瘤手术

宫腔镜是治疗大多数子宫肌瘤的最佳方法。使用机械仪器（剪刀和"冷"刀环）、电切术（汽化电极和热能环）、激光纤维切除术（"接触"和"非接触"技术）[35, 36] 和（或）子宫肌瘤旋切术 [37] 均有报道。使用电能的电切镜是目前应用最广泛的技术 [37]。然而，单极器械的热损伤及其对肌瘤周围正常子宫内膜可能的损害也引起了关注，主要是 FIGO 1 型或 2 型肌瘤，因为其生长的界限可能不明确 [37, 38]。双极器械的使用更安全，因为电流只会通过与仪器接触的组织，从而最大限度地减少对邻近结构的损伤 [37]。此外，已引进结合了单极电切术（切除凸向宫腔的肌瘤成分）和机械钝性剥离术（去除肌壁间的部分）的"冷刀环"肌瘤切除术 [37, 39]。

大的无蒂的黏膜下肌瘤可能需要两步手术。第一步是切除肌瘤凸出宫腔的部分。有趣的是，在手术切除肌瘤后，子宫肌层厚度增加。这将导致剩余的肌壁间的部分凸出进入宫腔 [40]。在第二步宫腔镜检查中，因为肌壁间的部分已经大部分凸出宫腔，可以更容易地完全切除残留在肌壁间的肌瘤。

（二）肌壁间肌瘤手术

对于肌壁间肌瘤，可以采用腹腔镜、开腹手术或两种方式的联合（腹腔镜辅助肌瘤切除术）手术。

腹腔镜手术具有术后并发症少、恢复快等优点 [41]。手术入路的选择应根据肌瘤的大小、数量、位置及术者的技巧进行个体化 [42]。如果子宫肌瘤大于 10~12cm 和（或）子宫不同部位有多个肌瘤（4 个或更多），需要更多切口，这时腹腔镜下子宫肌瘤切除术可能无法实施 [2, 43]。

在 Cochrane 的系统回顾中，有两项研究比较了开腹和腹腔镜子宫肌瘤切除术，结果显示两种术式的活产率、持续妊娠率、流产率、早产率和剖宫产率没有显著差异 [44]。

（三）手术治疗的替代方案

1. 子宫动脉栓塞

在子宫动脉栓塞术（uterine artery embolization，UAE）中，缺血性坏死的肌瘤使肌瘤体积显著下降。研究报道子宫体积可减少高达 50%，并改善症状[45]。

然而，UAE 是否影响生育力一直受到质疑，其对卵巢储备的影响是一个非常值得关注的问题。早期的研究报道表明，有高达 5% 的女性在接受 UAE 治疗后出现短暂或永久的闭经和卵巢衰竭[46]。在一项比较 UAE 和子宫肌瘤切除术的随机对照研究中，UAE 与子宫肌瘤切除术相比，妊娠人数更少，流产人数更多[47]。此外，对 66 例接受 UAE 的女性进行了近 3 年的前瞻性随访，其中 31 例有生育要求，但这 31 例中只有 1 例妊娠[48]。Zupi 等（2016）强调了 UAE 手术的结果和并发症。他们强调，由于现有的文献数据并未明确 UAE 是否影响生育能力，故有生育要求的患者是 UAE 的相对禁忌证[49]。

2. 聚焦超声治疗

这是一种非侵入性治疗子宫肌瘤的方法。高强度、聚焦的超声能量被引导至肌瘤，导致肌瘤组织凝固坏死，而不会损伤周围组织。该治疗采用磁共振引导［磁共振引导聚焦超声（magnetic resonance–guided focused ultrasound surgery，MRgFUS）］或超声引导［超声引导高强度聚焦超声（ultrasound–guided high intensity focused ultrasound，USgHIFU）］。

虽然对周围组织的预计损伤是最小的，但也不能排除对重要的相邻结构可能的不利影响[50]。

Clark 等（2014）在系统回顾中强调，与高信号的肌瘤相比，低信号肌瘤的治疗成功率较高。值得注意的是，约 59% 年轻女性具有高信号的肌瘤。该方法的主要局限性如下：①该技术并不适用于所有患者；②经济负担；③对生育力的影响有待进一步研究[51]。

现有的文献证据不足。约 30% 的女性在 MRgFUS 术后 2 年接受了进一步的肌瘤手术或治疗[52]。目前，在肌瘤的筛查方面，基于 MRI 的用以评估治疗效果和减少治疗失败的有效预测模型有所提升[53]。关于卵巢储备功能，最近的一项研究对 79 例患者在高强度聚焦超声（high–intensity focused ultrasound，HIFU）消融前和 6 个月后的抗米勒管激素（anti–Müllerian hormone，AMH）水平进行了测量。在两个时间点的 AMH 水平无显著差异[54]。然而，有必要进行大规模的前瞻性研究，随访卵巢储备功能和妊娠结局。

十、药物治疗

子宫肌瘤的药物治疗是利用子宫肌瘤的孕激素和雌激素反应性。然而，药物治疗无法治愈肌瘤。它已被认为是控制症状和减小肌瘤体积的一种选择。GnRHa 已被广泛使用。其他疗法包括芳香化酶抑制剂、选择性雌激素受体调节剂和选择性孕激素受体调节剂（selective progesterone receptor modulator，SPRM）也已在没有 GnRHa 的低雌激素作用情况下进行了尝试。目前，研究最多、最有前景的两种药物是 GnRHa 和 SPRM [2]。

（一）促性腺激素受体激动剂

GnRHa 会引起低雌激素血症和暂时闭经，因而可使肌瘤萎缩 [55]。但是因其不良反应（包括骨质丢失和潮热），故不可长期使用。

较大的黏膜下肌瘤患者术前使用 GnRHa 具有以下优点：①纠正贫血；②缩小肌瘤体积；③降低子宫内膜厚度和减少子宫的血管生成，从而提高术野清晰度和减少术后吸收液体量；④便于安排宫腔镜手术时间 [55, 56]。然而，由于其费用增加、不良反应影响及 "点火效应" 导致的注射后子宫内膜出血，不推荐常规用于黏膜下肌瘤的患者 [37]。

有学者认为腹腔镜和（或）经腹子宫肌瘤切除术前使用 GnRHa 可能会模糊肌瘤假包膜和正常子宫肌层之间的界限。扩大肌瘤剥离范围、假包膜变形及手术时间延长引起了关注 [57]。然而，在一项系统回顾和 Meta 分析中，在开腹和腹腔镜子宫肌瘤切除术前使用 GnRHa 可减少术中失血量和输血概率。使用 GnRHa 预处理后，肌瘤剥除时间和手术难度均未显著增加 [58]。

Lethaby 等（2017）在最近的 Cochrane 综述中强调，有明确证据表明，术前使用 GnRHa 可缩小肌瘤体积并增加术前血红蛋白水平；然而，潮热的发生率确实增加了 [59]。

（二）选择性孕激素受体调节剂

孕激素在肌瘤的发展和生长中的关键作用已被证实。因此，可以使用选择性孕激素受体调节剂（SPRM）调节孕激素作用通路 [60-62]。这些化合物对孕激素受体具有激动作用或拮抗作用。SPRM 对受体的作用机制取决于它们的结构及它们如何改变受体的构象，这将决定 SPRM 是作为激动剂还是拮抗剂 [63]。

SPRM 家族的 4 个成员已进行了临床试验，即米非司酮、阿索普利、醋酸乌利司他（Ulipristal Acetate，UPA）和醋酸特拉司酮[60-62]。米非司酮和 UPA 是两种被研究最多的药物。一些研究报道了使用米非司酮后肌瘤的体积显著缩小，症状明显改善[64, 65]。然而，一项 Cochrane 评论并没有发现明确的证据。米非司酮可减少月经过多和改善生活质量，但没有明显缩小肌瘤体积[66]。

与此同时，最新的选择性孕激素受体调节剂 UPA 在安全性和有效性方面显示了可喜的结果。在两个随机对照试验中，UPA 与 GnRHa（醋酸亮丙瑞林）和安慰剂进行比较，超过 90% 接受 3 个月 UPA 治疗的患者子宫出血得到了更好的控制，GnRHa 组的止血时间（21 天）比 UPA 组（5～7 天）更长。UPA 组的效果更持久（长达 6 个月）；同时，未进行手术的 GnRHa 组在治疗 3 个月后，肌瘤快速恢复生长[67, 68]。

在最近 Cochrane 的一篇系统评价中，使用 GnRHa 时子宫体积缩小程度比使用 UPA 时更显著（使用 GnRHa 时为 –47%，使用 5mg 和 10mg UPA 时分别为 –20% 和 –22%）。GnRHa 和 UPA 对子宫出血和血红蛋白水平的控制是相似的。GnRHa 的使用显著增加潮热症状[59]。

在最近的另一篇 Cochrane 综述中，醋酸亮丙瑞林和 UPA 在出血症状和改善生活质量方面没有差异。研究人员强调，目前还没有足够的证据证明 UPA 和亮丙瑞林之间有效性具有差异[69]。

详见第 6 章。

十一、肌瘤治疗的策略

在 ART 助孕前，手术治疗毫无疑问是针对某些特定类别的子宫肌瘤。我们需要建立一个系统的方法来处理这些病例，并尝试使用内镜技术完成微创手术。根据 FIGO 分类，肌瘤部位、数量和体积[16] 是重要的决定因素[42]。

十二、0 型肌瘤

宫腔镜子宫肌瘤切除术是最终的手术方法[2]。

十三、1 型肌瘤和 2 型肌瘤

治疗子宫肌瘤的方法取决于肌瘤的大小、是否贫血及医生的手术技术。对于经验丰富的外科医生来说，小于 3cm 且无贫血的 1 型子宫肌瘤采用宫腔镜下子宫肌瘤切除术是一种相对简单的手术。然而，对于大于 3cm 的 1 型肌瘤、2 型肌瘤及伴有贫血的 1 型或 2 型肌瘤患者，宫腔镜术前可先使用药物治疗（GnRHa 或 UPA）。这可能会使肌瘤体积缩小，以利于手术操作 [2, 70]。

据报道，2 型肌瘤在某些情况下可显著缩小，从而不再破坏宫腔，其体积变得比报道的有害截断值更小；因此，可以避免手术 [71]。然而，这需要在大规模的研究中进行验证。重要的是，对于直径大于 3cm、占据整个子宫肌层的 2 型黏膜下肌瘤来说，建议采用腹腔镜手术处理 [72]。重要的是，手术医生的技术和倾向是处理 2 型肌瘤的主要决定因素。

十四、3 ～ 5 型肌瘤（单发或多发）

腹腔镜和（或）经腹肌瘤切除术是标准治疗方案。最初推荐腹腔镜子宫肌瘤切除术。然而，具体手术取决于肌瘤的大小，数量和手术医生的技术，正如在本章节前文中提到的。

如果肌瘤是多发性（2 个或 2 个以上），体积大或伴不同类型，可考虑术前使用药物治疗（GnRHa 或醋酸乌利司他）[59, 71]。

药物治疗一般 3 个月为 1 个疗程。对于体积较大的、多发的（2 个或 2 个以上）或不同类型的肌瘤，推荐使用醋酸乌利司他治疗 2 个疗程 [2, 71]。在一些病例中，肌瘤有明显的萎缩（体积缩小超过 50%），宫腔形态正常，患者可不手术直接接受 ART 治疗 [2]。在最近的一篇 Cochrane 综述中，人们强调，在得出确切结论之前，建议重复这些研究。未来的研究应着眼于成本效益，并确定将受益于该方法的肌瘤患者群体 [59]。

十五、结论

子宫肌瘤在育龄女性中很常见。它们的存在可能对自然生育和 ART 治疗的结果产生不利影响。现有证据表明，黏膜下肌瘤和肌壁间肌瘤即使没有宫腔受累，也可能对 ART 结果产生不利影响。摘除黏膜下肌瘤似乎可以改善生育结局。然而，没有足够的证据表明切除肌壁间肌瘤会改善 ART 结局。

子宫肌瘤的大小、数量、生长位置、手术医生的经验及可使用的设备是选择合适治疗方法的重要决定因素。对于有生育要求的女性，推荐选择手术时，尽可能使用内镜。当手术不可行或认为风险太大时，可考虑非手术治疗方法，如 UAE、MRgFUS 和 USgHIFU。然而，文献中没有足够的数据明确这些替代治疗方法能够确保获得良好的生育潜能。

药物治疗虽然也有一定治疗效果，但主要用于术前准备，且限于一定的时间内使用。

参考文献

[1] Baird DD, Dunson DB, Hill MC et al. High cumulative incidence of uterine leiomyoma in black and white women: Ultrasound evidence. *Am J Obstet Gynecol.* 2003;188:100–7.

[2] Donnez J and Dolmans MM. Uterine fibroid management: From the present to the future. *Hum Reprod Update.* 2016;22(6):665–86.

[3] Marshall LM, Spiegelman D, Barbieri RL et al. Variation in the incidence of uterine leiomyoma among premenopausal women by age and race. *Obstet Gynecol.* 1997;90:967–73.

[4] Peddada SD, Laughlin ShK, Miner K et al. Growth of uterine leiomyomata among premenopausal black and white women. *Proc Natl Acad Sci USA.* 2008;105:19887–92.

[5] Wise LA, Palmer JR, Harlow BL et al. Risk of uterine leiomyomata in relation to tobacco, alcohol and caffeine consumption in the Black Women's Health Study. *Hum Reprod.* 2004;19:1746–54.

[6] Okolo S. Incidence, aetiology and epidemiology of uterine fibroids. *Best Pract Res Clin Obstet Gynaecol.* 2008;22:571–88.

[7] Sandberg AA. Updates on the cytogenetics and molecular genetics of bone and soft tissue tumors: Leiomyoma. *Cancer Genet Cytogenet.* 2005;158:1–26.

[8] El–Gharib MN and Elsobky ES. Cytogenetic aberrations and the development of uterine leiomyomata. *J Obstet Gynaecol Res.* 2010;36: 101–7.

[9] Cha PC, Takahashi A, Hosono N et al. A genome–wide association study identifies three loci associated with susceptibility to uterine fibroids. *Nat Genet.* 2011;43:447–50.

[10] Elagaleti GV, Tonk VS, Hakim NM et al. Fusion

of HMGA2 to COG5 in uterine leiomyoma. *Cancer Genet Cytogenet*. 2011;202:11–6.

[11] Wang T, Zhang X, Obijuru L et al. A micro–RNA signature associated with race, tumor size, and target gene activity in human uterine leiomyomas. *Genes Chromosomes Cancer*. 2007;46:336–47.

[12] Navarro A, Yin P, Monsivais D et al. Genome–wide DNA methylation indicates silencing of tumor suppressor genes in uterine leiomyoma. *PLOS ONE*. 2012;7:e33284.

[13] Greathouse KL, Bredfeldt T, Everitt JI et al. Environmental estrogens differentially engage the histone methyltransferase EZH2 to increase risk of uterine tumorigenesis. *Mol Cancer Res*. 2012;10:546–57.

[14] Kim JJ and Sefton EC. The role of progesterone signaling in the pathogenesis of uterine leiomyoma. *Mol Cell Endocrinol*. 2012;358:223–31.

[15] Islam MS, Protic O, Stortoni P et al. Complex networks of multiple factors in the pathogenesis of uterine leiomyoma. *Fertil Steril*. 2013;100:178–93.

[16] Munro MG, Critchley HOD, Broder MS et al. FIGO classification system (PALM–COEIN) for causes of abnormal uterine bleeding in nongravid women of reproductive age. *Int J Gynecol Obstet*. 2011;113:3–13.

[17] The Practice Committee of the American Society for Reproductive Medicine in collaboration with the Society of Reproductive Surgeons. Myomas and reproductive function. *Fertil Steril*. 2008;90:S125–30.

[18] Hart R, Khalaf Y, Yeong CT et al. A prospective controlled study of the effect of intramural uterine fibroids on the outcome of assisted conception. *Hum Reprod*. 2001;11:2411–7.

[19] Arslan AA, Gold LI, Mittal K et al. Gene expression studies provide clues to the pathogenesis of uterine leiomyoma: New evidence and a systematic review. *Hum Reprod*. 2005;20:852–63.

[20] Ng EH, Chan CC, and Tang OS. Endometrial and subendometrial blood flow measured by three dimensional power Doppler ultrasound in patients with small intramural uterine fibroids during IVF treatment. *Hum Reprod*. 2005;20:501–6.

[21] Nishino M, Togashi K, Nakai A et al. Uterine contractions evaluated on cine MR imaging in patients with uterine leiomyomas. *Eur J Radiol*. 2005;53:142–6.

[22] Pritts EA, Parker WH, and Olive DL. Fibroids and infertility: An updated systematic review of the evidence. *Fertil Steril*. 2009;91:1215–23.

[23] Taylor HS. Fibroids: When should they be removed to improve *in vitro* fertilization success? *Fertil Steril*. 2018;109:784–5.

[24] Pritts EA. Fibroids and infertility: A systematic review of the evidence. *Obstet Gynecol Survey*. 2001;56:483–91.

[25] Benecke C, Kruger TF, Siebert TI et al. Effect of fibroids on fertility in patients undergoing assisted reproduction, a structured literature review. *Gynecol Obstet Invest*. 2005;59:225–30.

[26] Somigliana E, Vercellini P, Daguati R et al. Fibroids and female reproduction: A critical analysis of the evidence. *Hum Reprod Update*. 2007;13:465–76.

[27] Sunkara SK, Khairy M, El–Toukhy T et al. The effect of intramural fibroids without uterine cavity involvement on the outcome of IVF treatment: A systematic review and meta–analysis. *Hum Reprod*. 2010;25:418–29.

[28] Yan L, Ding L, Li C et al. Effect of fibroids not distorting the endometrial cavity on the outcome of *in vitro* fertilization treatment: A retrospective cohort study. *Fertil Steril*. 2014;101:716–21.

[29] Yan L, Yuq Zang Y, Guo Z et al. Effect of

type 3 intramural fibroids on endometrial fertilization— Intracytoplasmic sperm injection outcomes as: A retrospective cohort study. *Fertil Steril*. 2018;109:817–22.

[30] Jun SH, Ginsburg ES, Racowsky C et al. Uterine leiomyomas and their effect on *in vitro* fertilization outcome: A retrospective study. *J Assist Reprod Genetics*. 2001;18:139–43.

[31] Zepiridis LI, Grimbizis GF, and Tarlatsis BC. Infertility and uterine fibroids. *Best Pract Res Clin Obstet Gynaecol*. 2016;34:66–73.

[32] Casini ML, Rossi F, Agostini R et al. Effects of the position of fibroids on fertility. *Gynecol Endocrinol*. 2006;22(2):106–9.

[33] Ojo–Carons M, Mumford SL, Armstrong AY et al. Is myomectomy prior to assisted reproductive technology cost effective in women with intramural fibroids? *Gynecol Obstet Invest*. 2016;81(5):442–6.

[34] Eldar–Geva T, Meagher S, Healy DL et al. Effect of intramural, subserosal, and submucosal uterine fibroids on the outcome of assisted reproductive technology treatment. *Fertil Steril*. 1998;70(4):687–91.

[35] Goldrath MH, Fuller TA, and Segal S. Laser photovaporization of endometrium for the treatment of menorrhagia. *Am J Obstet Gynecol*. 1981;140:14–9.

[36] Loffer FD. Hysteroscopic endometrial ablation with the Nd:Yag laser using a nontouch technique. *Obstet Gynecol*. 1987;69:679–82.

[37] Sardo ADS, Mazzon I, Bramante S et al. Hysteroscopic myomectomy: A comprehensive review of surgical techniques. *Hum Reprod Update*. 2008;14:101–19.

[38] Haimovich S, Eliseeva M, Ospan A et al. Hysteroscopic myomectomy. In: Tinelli A and Malvasi A (eds) *Uterine Myoma, Myomectomy and Minimally Invasive Treatments*. Switzerland: Springer Nature, 2015, pp. 129–51.

[39] Mazzon I, Favilli A, Villani V et al. Hysteroscopic myomectomy respecting the pseudocapsule: The cold loop hysteroscopic myomectomy. In: Tinelli A, Pacheco LA and Haimovich S (eds) *Hysteroscopy*. Cham, Switzerland: Springer International, 2018, pp. 363–74.

[40] Casadio P, Youssef AM, Spagnolo E et al. Should the myometrial free margin still be considered a limiting factor for hysteroscopic resection of submucous fibroids? A possible answer to an old question. *Fertil Steril*. 2011;95(5):1764–8.

[41] Legendre G, Brun JL, and Fernandez H. The place of myomectomy in woman of reproductive age. *J Gynecol Obstet Biol Reprod*. 2011;40:875–84.

[42] Carranza–Mamane B, Havelock SQC, Hemmings VBC et al. The management of uterine fibroids in women with otherwise unexplained infertility. *J Obstet Gynaecol Can*. 2015;37(3):277–85.

[43] Malzoni M, Tinelli R, Cosentino F et al. Laparoscopy versus minilaparotomy in women with symptomatic uterine myomas: Short–term and fertility results. *Fertil Steril*. 2010; 93(7):2368–73.

[44] Metwally M, Cheong YC, and Horne AW. Surgical treatment of fibroids for subfertility. *Cochrane Database Syst Rev* 2012;(11):CD003857.

[45] Gupta JK, Sinha A, Lumsden MA et al. Uterine artery embolization for symptomatic uterine fibroids. *Cochrane Database Syst Rev*. 2012;(5):CD005073.

[46] Chrisman HB, Saker MB, Ryu RK et al. The impact of uterine fibroid embolization on resumption of menses and ovarian function. *J Vasc Interv Radiol*. 2000;11:699–703.

[47] Mara M, Maskova J, Fucikova Z et al.

Midterm clinical and first reproductive results of a randomized controlled trial comparing uterine fibroid embolization and myomectomy. *Cardiovasc Intervent Radiol.* 2008;31(1):73–85.

[48] Torre A, Paullisson B, Fain V et al. Uterine artery embolization for severe symptomatic fibroids: Effects on fertility and symptoms. *Hum Reprod.* 2014;29:490–501.

[49] Zupi E, Centini G, Sabbioni L et al. Nonsurgical alternatives for uterine fibroids. *Best Pract Res Clin Obstet Gynaecol.* 2016;34:122–31.

[50] Fischer K, McDannold NJ, Tempany CM et al. Potential of minimally invasive procedures in the treatment of uterine fibroids: A focus on magnetic resonance–guided focused ultrasound therapy. *Int J Womens Health.* 2015;7:901–12.

[51] Clark NA, Mumford SL, and Segars JH. Reproductive impact of MRI–guided focused ultrasound surgery for fibroids: A systematic review of the evidence. *Curr Opin Obstet Gynecol.* 2014;26:151–61.

[52] Jacoby VL, Kohi MP, Poder L et al. PROMISe trial: A pilot, randomized, placebo–controlled trial of magnetic resonance guided focused ultrasound for uterine fibroids. *Fertil Steril.* 2015;S0015–0282:02090–7.

[53] Kim YS, Lim HK, Park MJ et al. Screening magnetic resonance imaging–based prediction model for assessing immediate therapeutic response to magnetic resonance imaging–guided high–intensity focused ultrasound ablation of uterine fibroids. *Invest Radiol.* 2016;51:15–24.

[54] Lee JS, Hong GY, Lee KH et al. Changes in anti–müllerian hormone levels as a biomarker for ovarian reserve after ultrasound–guided high–intensity focused ultrasound treatment of adenomyosis and uterine fibroid. *BJOG* 2017;124:18–22.

[55] Lethaby A, Vollenhoven B, and Sowter M. Pre–operative GnRH analogue therapy before hysterectomy or myomectomy for uterine fibroids. *Cochrane Database Syst Rev.* 2001;(2):CD000547.

[56] Doherty L, Mutlu L, Sinclair D et al. Uterine fibroids: Clinical manifestations and contemporary management. *Reprod Sci.* 2014;21(9):1067–92.

[57] De Falco M, Staibano S, Mascolo M et al. Leiomyoma pseudocapsule after pre–surgical treatment with gonadotropin–releasing hormone agonists: Relationship between clinical features and immunohistochemical changes. *Eur J Obstet Gynecol Reprod Biol.* 2009;144:44–7.

[58] de Milliano I, Twisk M, Ket JC et al. Pre–treatment with GnRHa or ulipristal acetate prior to laparoscopic and laparotomic myomectomy: A systematic review and meta–analysis. *PLOS ONE.* 2017;12(10):e0186158.

[59] Lethaby A, Puscasiu L, and Vollenhoven B. Preoperative medical therapy before surgery for uterine fibroids. *Cochrane Database Syst Rev.* 2017;11:CD000547.

[60] Bouchard P, Chabbert–Buffet N, and Fauser BC. Selective progesterone receptor modulators in reproductive medicine: Pharmacology, clinical efficacy and safety. *Fertil Steril.* 2011;96(5):1175–89.

[61] Bouchard P. Selective progesterone receptor modulators: A class with multiple actions and applications in reproductive endocrinology, and gynecology. *Gynecol Endocrinol.* 2014;30(10):683–4.

[62] Whitaker LH, Williams AR, and Critchley HO. Selective progesterone receptor modulators. *Curr Opin Obstet Gynecol.* 2014;26(4):237–42.

[63] Moravek MB, Yin P, Ono M et al. Ovarian steroids, stem cells and uterine leiomyoma: Therapeutic implications. *Hum Reprod Update* 2015;21(1):1–12.

[64] Engman M, Granberg S, Williams AR et

al. Mifepristone for treatment of uterine leiomyoma. A prospective randomized placebo-controlled trial. *Hum Reprod*. 2009;24:1870–9.

[65] Bagaria M, Suneja A, Vaid NB et al. Low–dose mifepristone in treatment of uterine leiomyoma: A randomised double–blind placebo–controlled clinical trial. *Aust N Z J Obstet Gynaecol*. 2009;49(1):77–83.

[66] Tristan M, Orozco LJ, Steed A et al. Mifepristone for uterine fibroids. *Cochrane Database Syst Rev*. 2012;(8):CD007687.

[67] Donnez J, Tatarchuk TF, Bouchard P et al. Ulipristal acetate versus placebo for fibroid treatment before surgery. *N Engl J Med*. 2012a;366:409–20.

[68] Donnez J, Tomaszewski J, Vázquez F et al. Ulipristal acetate versus leuprolide acetate for uterine fibroids. *N Engl J Med*. 2012b;366:421–32.

[69] Murji A, Whitaker L, Chow TL et al. Selective progesterone receptor modulators (SPRMs) for uterine fibroids. *Cochrane Database Syst Rev*. 2017;4:CD010770.

[70] Mas A, Tarazona M, Carrasco JD et al. Updated approaches for management of uterine fibroids. *Int J Womens Health*. 2017;9:607–17.

[71] Donnez J, Arriagada P, Donnez O et al. Current management of myomas: The place of medical therapy with the advent of selective progesterone receptor modulators. *Curr Opin Obstet Gynecol*. 2015;27(6):422–31.

[72] Closon F and Tulandi T. Uterine myomata: Organ–preserving surgery. Best practice and research. *Clin Obstet Gynaecol*. 2016;35:30–6.

第3章 肌瘤与子宫内膜容受性/胚胎种植
Fibroids and Endometrial Receptivity/Embryo Implantation

Kamaria C. Cayton Vaught　Maria Facadio Antero　Jacqueline Y. Maher　Chantel I. Cross　著

林　津　译　　李　萍　校

一、概述

子宫平滑肌瘤，又称肌瘤，是女性生殖道最常见的良性肿瘤，影响了 70% 的白人女性和 80% 的 40 岁以上的黑人女性[1]。鉴于其高发病率，肌瘤可对生育结果产生显著影响，包括植入、持续妊娠、活产率和自然流产率[2]。

在接受辅助生殖技术治疗的女性中，约每 4 名女性中就有 1 名患有肌瘤[3-5]。肌瘤的解剖位置被认为是影响生殖潜能的决定性因素。解决肌瘤相关不孕症的黄金标准是肌瘤切除术，在没有其他已知不孕原因的女性中，肌瘤切除术可增加 50%～60% 的妊娠率和活产率[6]。

已有学者提出一些假说解释肌瘤和不孕症之间的关系。肌瘤降低生育能力的机制之一是影响子宫内膜容受性。子宫内膜容受性是指月经周期中的一个特定时期，子宫内膜允许胚胎附着和侵袭，从而引发一系列事件，最终获得成功的妊娠。

本章，我们将回顾肌瘤影响子宫内膜容受性的机制。讨论的关键机制包括机械性破坏、着床破坏（侵袭）、子宫内膜血管系统改变、炎症增加和着床窗口期重要基因的失调。

二、植入

（一）正常植入步骤

胚胎植入过程对于妊娠的建立是必不可少的。它涉及胚胎的定位、黏附和侵入具有容受性的子宫内膜（图 3-1）。为了植入并成功妊娠，胚胎发育和子宫内膜容受性必须同步，这通常需要胚胎和子宫内膜之间发生复杂的对话。

受精后第 5 天左右，人类胚胎进入子宫。此阶段，胚胎称为胚泡，由内细胞团和外滋养细胞层组成。内细胞团形成胎儿、羊膜和胎盘血管成分，而外滋养细胞层则成为胎盘和绒毛膜。然后，胚胎与子宫内膜上皮相互作用，后者以旁分泌的方式分泌各种细胞因子，如趋化因子和细胞黏附分子（cell adhesion molecule，CAM）[7-9]。这些信号促进胚胎在子宫内膜的定位和黏附至最佳植入位置。

在人类，子宫内膜在排卵后 8～10 天最容易接受胚胎植入[10]。此期间，胚胎植入的持续妊娠率为 85%，而在第 11 天植入的胚胎持续妊娠率为 11%[10]。子宫内膜接受性

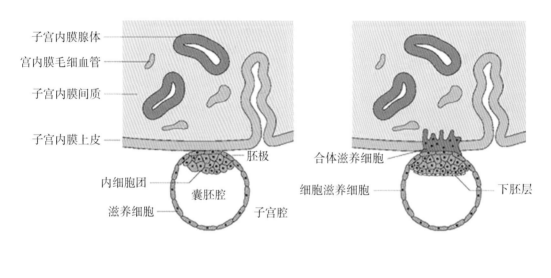

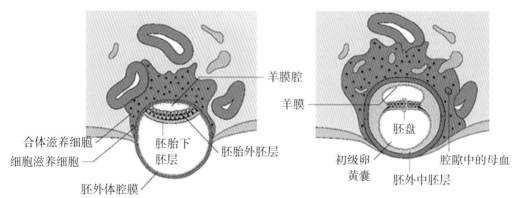

▲ 图 3-1　植入步骤

经许可转载，引自 Taylor HS, Pal L, Seli E, eds, Conception-Sperm and egg transport, fertilization, implantation and early embryogenesis. In: *Speroff's Clinicl Gynecologic Endocrinology and Infertility*, 9th edn, Wolters Kluwer, Philadelphia, 2020: 174-95.

最好的时间范围称为植入窗（window of implantation，WOI）。

经过黄体期孕酮的作用，子宫内膜变厚，血管生成准备植入。血管的增加和基质螺旋小动脉的生长为胚胎的侵入和着床提供了基础。最佳植入位置需要具有足够的深度、血管并且营养丰富，以支持早期胎盘植入。一旦胚胎附着到子宫内膜的接受区域，滋养层细胞就会侵入母体循环，以建立胎盘血供。这种结构将在整个妊娠期间维持母体和胎儿之间的高血流量交换。

（二）子宫内膜容受性

如本章前面所述，胚胎植入的时机至关重要，因为子宫内膜在很短的时间内可以接受胚胎。子宫内膜是一种动态组织，其生长和调节主要受激素影响，受周期性雌激素和孕激素的调控。尽管 1950 年建立了评估子宫内膜的组织学标准，作为子宫内膜评估的金标准 [11]，结果证明，这是不完善的，其次是观察者之间和观察者自身在解读上的巨大差异，以及病理出错的可能性 [12]。

基因转录在整个月经周期内调节子宫内膜的组织学和生理学变化。随着人类基因组计划的出现和对不同"组学"的研究，基因表达谱分析成为研究子宫内膜容受性的一种潜在的方法 [13]。几个研究小组利用微阵列技术来鉴定子宫内膜内的基因，并将其调控与月经周期的特定阶段联系起来 [14-20]。最初 RNA 转录分析和全基因组测序的研究能够鉴定时间差异表达的独特基因 [19, 20]。这可以确定月经周期中子宫内膜不同组织学和生理学阶段的独特分子标记。

数项研究还专门研究了在 WOI 期间受调节的基因（表 3-1）[14-18]。西蒙小组的一项综述进一步分析了 5 项独立的子宫内膜容受性基因研究，并在所有自然周期调控的研究中确定了 25 个 WOI 基因的一致性 [21]。该研究小组首次报道了自然周期中 WOI 分子发生序列机制，这是子宫内膜容受性分析（endometrial receptivity assay，ERA）的基础 [22]。ERA 测试可从子宫内膜活检确定特定的转录组特征，并在自然周期和人工刺激的周期中鉴定 WOI [23]。他们得出结论，子宫内膜有一个明确的从接受前状态到接受状态的转变，WOI 主要是通过基因激活或"转录唤醒过程"而不是基因失活诱导的 [24]。在 WOI 期间被确定的差异调节基因包括调节细胞黏附、抑制细胞增殖、细胞分化、调节蛋白水解、代谢上调、生长因子、细胞因子结合和信号传导、免疫和炎症反应及伤口愈合和应激反应基因 [13]。

表 3-1　比较月经周期阶段和差异调节基因的研究

相关研究文献	组织比较	活检时间（接受前状态与接受状态）（天）	DEG
[16]	LP 与 MS	CD 9～11 与 LH + 6～LH + 8	136
[15]	ES 与 MS	LH + 2～LH + 4 与 LH + 7～LH + 9	693
[14]	LP 与 MS	CD 8～10 与 LH + 8～LH + 10	533
[18]	ES 与 MS	LH + 3 与 LH + 8	107
[17]	ES 与 MS	LH + 2 与 LH + 7	211

CD. 月经周期；DEG. 差异调节基因；ES. 分泌早期；LH. 黄体生成素；LP. 晚期增生期；MS. 分泌中期

三、肌瘤与子宫内膜容受性

鉴于肌瘤在育龄女性中的患病率很高，因此肌瘤与生育力之间存在关联就不足为奇了。提出几种肌瘤导致不育的机制，包括对配子转运和植入的机械作用、子宫血管系统的改变、炎症作用及对 WOI 基因表达的直接影响。越来越多的证据支持肌瘤可以通过这些机制中的一种或多种对子宫内膜容受性产生负面影响的观点。

（一）机械干扰

植入是一个高度协调的过程，如本章前述，月经周期的分泌中期，植入在非常有限的窗口期发生。在最基本的条件下，为了成功进行植入，配子必须先能够穿过输卵管，所形成的胚胎必须再能回到子宫腔。从宏观上讲，肌瘤可通过阻止配子和胚胎转运直接干扰植入。直接阻塞输卵管腔的肌瘤可作为植入的机械障碍[25]。

受精前的配子运输也有助于子宫轻微收缩或子宫蠕动[26-28]。子宫内膜蠕动是双向的，在子宫内膜增生期主要从子宫颈向宫底方向运动，以帮助精子转运[28]。子宫内膜蠕动方向的改变发生在月经期间，从宫底向宫颈方向运动[28]。有充分的文献记载，在黄体期，尤其是在 WOI 期间，子宫内膜蠕动变慢，几乎无法检测到[28, 29]。对接受体外受精（in vitro fertilization，IVF）的不育患者进行的研究发现，在胚胎移植时子宫收缩强的女性中，IVF 成功率降低[30]。Yoshino 等进行的一项研究评估了不育女性肌壁间肌瘤对子宫蠕动和妊娠率的影响[31]。该研究组包括除肌瘤（不包括子宫内膜异位症）外无其他明显不孕原因的不孕女性，并除外黏膜下肌瘤患者。根据子宫收缩的频率对患者进行分组，发现低频组的妊娠率明显高于高频组（低频组为 34%，高频组为 0%，$P < 0.005$）[31]。同一作者的后续研究评估了子宫肌瘤切除术对先前被分配到"高频"组的患者随后妊娠率的影响[32]。该研究包括 15 名患者，在子宫肌瘤切除术之后，15 名患者中有 14 名子宫蠕动水平较低，现在被称为"低频组"。子宫肌瘤切除术后的总妊娠率为 40%，所有孕妇均发生在低频组[32]。子宫蠕动的静止似乎是影响子宫内膜容受性的一个重要机械因素，肌壁间肌瘤可能通过增加子宫蠕动而破坏这一过程。雌激素似乎促进子宫蠕动[26, 27, 32]。已知肌瘤的芳香化酶表达增加，该酶将雄激素转化为雌激素[33, 34]。也许，肌瘤中芳香化酶活性的增加导致局部雌激素水平升高，导致子宫蠕动增加及子宫内膜容受性下降。

（二）植入中断

接受胚胎的子宫内膜由精确的组织学和结构外观、特定基因的上调和下调，以及细胞因子和生长因子的表达来决定。子宫内膜的组织学特征是子宫内膜腺体具有丰富的基质水肿。子宫内膜腺体和基质对于植入至关重要。肌瘤似乎与覆盖在肌瘤上的子宫内膜腺体比例降低有关[35]。此外，子宫内膜活检标本比较了有无肌壁间肌瘤的女性的子宫内膜发现，大的肌壁间肌瘤与 WOI 期间子宫内膜发育延迟有关[36]。

子宫解剖结构的其他组成部分也参与了植入。交界区被定义为最内层的子宫肌层，在侵入胚胎的深层胎盘形成过程中起着关键作用[37]。在整个月经周期中，交界区内的肌细胞表现出雌激素和孕激素受体的差异表达，这一特征不存在于肌细胞的外层[38]。黏膜下肌瘤来源于交界区肌细胞，因此可能通过破坏交界区功能而对植入产生负面影响[37, 38]。

除了容受性的组织结构改变外，特定类型的肌瘤可能对容受性子宫内膜的基因表达谱产生不同的影响。HOXA10 是子宫内膜容受性所必需的转录因子。由于植入失败，具有针对 HOXA10 定向突变的小鼠不育[39]。在分泌中期，约在植入时，子宫内膜腺上调 HOXA10 的表达，而 HOXA10 的基质表达保持恒定[39, 40]。与肌壁间肌瘤相比，黏膜下肌瘤似乎对 HOXA10 表达有较大影响[40]。黏膜下肌瘤与子宫内膜内 HOXA10 mRNA 表达的整体降低有关[40]。相比之下，肌壁间肌瘤患者的子宫内膜与无肌瘤对照患者的 HOXA10 mRNA 表达量相似[38]。HOXA10 蛋白通过免疫组织化学的基质表达也受到黏膜下和肌壁间肌瘤的差异影响[40]。与对照组和肌壁间肌瘤患者相比，直接来自黏膜下肌瘤上的子宫内膜活检标本和远离黏膜下肌瘤的不相邻的子宫内膜活检标本具有较低的基质 HOXA10 蛋白表达水平。对照组和肌壁间肌瘤患者之间 HOXA10 基质表达没有差异[40]。似乎黏膜下肌瘤通过 HOXA10 的基质表达对子宫内膜的容受性具有整体作用。这些发现提供了一种可能的机制，通过该机制黏膜下肌瘤与其他亚型肌瘤相比对生育力具有更深远的影响。

（三）血管生成和血管因子

血管生成和血管发育对于成功植入至关重要。随着肌瘤的生长，它们会诱发引起子宫结构的血管变化，从而可能阻碍植入。肌瘤生长引起的分子变化可导致血管数量增加和血管功能异常。某些血管生成因子，如碱性成纤维细胞生长因子（basic fibroblast growth factor，bFGF）在肌瘤生长中起关键作用，并可能潜在地干扰胚胎植入[41]。

bFGF 高度促进有丝分裂，可以在体内诱导血管生成[42]。该生长因子及其受体在人类子宫肌层和子宫内膜中表达[43]。此外，已证明 bFGF 可储存在细胞外基质（extracellular matrix，ECM）中，并可启动 ECM 的重塑，这是血管生成的重要步骤。肌瘤的特征是具有大量的 ECM，其中包含大量的 bFGF[44]。因此，肌瘤是 bFGF 的大储存库，可通过旁分泌内分泌作用影响子宫内膜血管。Anania 等的研究比较了有肌瘤的女性和无肌瘤的女性中 bFGF 受体（FGFR1）的表达。研究发现，在无肌瘤的女性中，黄体早期阶段基质 FGR1 的表达受到抑制，而在无肌瘤的女性中则没有观察到[45]。该时间与胚胎定位和植入相吻合。这一发现表明，肌瘤诱导的 bFGF 及其受体的异常表达可能会改变子宫内膜的 WOI。

与正常子宫肌层相比，肌瘤还具有抗血管生成特性。肌瘤具有较高的抗血管生成因子 [如胶原 4α2（COL4A2）] 和较低的血管生成启动子 [如结缔组织生长因子（CTGF）和富含半胱氨酸的血管生成诱导剂 61（CYR-61）] 表达[46]，它们共同产生了抗血管生成的环境，该环境可能影响胚胎的接受性和在靠近肌瘤部位的植入。

（四）免疫和炎性因子

在黄体期增加孕酮水平促进子宫内膜蜕膜化，导致血管内皮生长因子（vascular endothelial growth factor，VEGF）和前列腺素的释放。这两种物质诱导的血管通透性的增加导致多形核细胞从循环中渗出。反过来，这些细胞释放已被证明了在植入过程发挥作用的各种细胞因子，包括白血病抑制因子（leukemia inhibitory factor，LIF）、白介素 11（interleukin-11，IL-11）和转化生长因子 β（transforming growth factor β，TGF-β）。肌瘤的存在可以改变这些细胞因子的浓度，从而影响子宫内膜的容受性。

LIF 和 IL-11 均通过相同的 gp130 信号通路起作用[7, 47]。在小鼠模型中，该途径的失活与植入失败有关[48]。LIF 缺陷的小鼠因子宫内膜蜕膜化不良而导致反复植入失败。这些缺陷小鼠的胚胎能够植入野生型小鼠[49]。在临床上，分泌期 LIF 表达失调与无法解释的不孕症和反复流产有关[50]。人类的 LIF 峰值表达与 WOI 一致。黏膜下肌瘤存在时，LIF 表达增加受到抑制[51]。因此，肌瘤的存在可能会阻止细胞因子的释放，这对于植入至关重要。

IL-11 促进持续的子宫内膜蜕膜化。鼠类研究表明，IL-11 缺陷型小鼠由于无法持续蜕膜化而在第 8 天出现妊娠丢失[52]。在人类，IL-11 也被认为有助于滋养细胞的侵袭[53]。患有黏膜下肌瘤的女性在 WOI 期间 IL-11 的表达降低[51]。表达减弱会影响胚胎的植入能力。

TGF-β 亚型是在组织形态发生和生长中起关键作用的细胞因子。肌瘤在分泌期分泌高水平的 $β_3$ 亚型，诱导子宫内膜间质细胞对骨形态发生蛋白 2（bone morphogenic protein，BMP-2）抵抗，已知该蛋白在有效蜕膜化和植入中发挥作用[54]。在 BMP-2 基因敲除小鼠中，植入不良会导致早期妊娠流失[55, 56]。TGF-β 的水平似乎与肌瘤的大小相关，因为促性腺激素释放激素激动剂治疗肌瘤使其萎缩时，TGF-β 水平降低[57]。

自然杀伤（natural killer，NK）细胞和巨噬细胞是分泌阶段释放的子宫内膜免疫细胞，是对 VEGF 和前列腺素升高的反应[58]。在 WOI 期间存在 NK 细胞[59]。NK 细胞产生 VEGF 和胎盘生长因子，它们调节母体 – 子宫的血管重构和滋养细胞的侵袭[60]。在敲除 NK 的小鼠中，妊娠会因流产、严重的生长受限和子痫前期而变得复杂[61]。在分泌期，患有肌瘤的女性子宫内膜有巨噬细胞增加、NK 细胞数量减少的倾向[62]。这可能会阻碍子宫内膜对胚胎植入的容受性。

（五）对基因表达的影响

肌瘤可以通过多种方式影响子宫内膜的基因表达（表 3-2）。如本章前述，肌瘤可通过增加细胞因子 $TGF-β_3$ 的分泌而间接改变基因表达，从而引起子宫内膜 BMPR-2 表达的下调[54, 57]。肌瘤可能可以直接调节基因的表达，而且似乎是在空间上受到调节。同源异型盒基因对于胚胎植入至关重要，并已进行了详细讨论。

表 3-2 受肌瘤影响的子宫内膜基因

基因名称	调 节	参考文献
HOXA10	黏膜下肌瘤表达降低（由 BMP2 介导）；肌壁间肌瘤切除术后表达增加	[40，63]
HOXA11	肌壁间肌瘤切除术后表达增加	[63]
LIF	黏膜下肌瘤表达减弱	[51]
IL11	黏膜下肌瘤表达降低	[51]
BMPR2	TGF-β$_3$ 增加导致表达降低，诱导的 BMP2 耐药性导致 BMPR2 下调	[54，57]
BTEB1	黏膜下肌瘤表达降低	[40]
ITGB3	肌壁间肌瘤切除术后表达增加，尽管不明显	[63]

黏膜下肌瘤而不是肌壁间肌瘤的存在降低了 HOXA10 的表达。与 Rackow 和 Taylor[40] 相反，Unlu 等发现相反的说法是正确的[63]。他们研究了子宫肌瘤切除术前后患有黏膜下肌瘤、肌壁间肌瘤（非空腔扭曲）或子宫纵隔的不孕女性与对照组的基因，包括对子宫内膜容受性重要的已知基因（HOXA10、HOXA11 和 ITGAV）[63]。在患有黏膜下或肌壁间肌瘤的女性中，HOXA10/HOXA11 和 ITGAV 的 mRNA 表达下降趋势与对照组相比无统计学意义。但是，在子宫肌瘤切除术后肌壁间肌瘤的女性中，HOXA10 和 HOXA11 的表达分别显著增加了 12.8 倍和 9 倍。尽管不重要，但 LIF 表达也增加了 26 倍，ITGB3 表达增加了 15.9 倍。这些数据都表明，肌壁间肌瘤切除术后基因表达具有积极的调节作用。相反，在黏膜下肌瘤切除的女性并未发现 mRNA 表达显著增加[63]。

2008 年，Horcajada 等在另一项评估非空间累及的肌壁间肌瘤的研究中，与无肌瘤对照组相比，对患有肌壁间肌瘤的女性子宫内膜组织进行了基因表达分析[36]，发现与 WOI 相关的 25 个基因中有 3 个（GPx3，胎盘蛋白 14 和醛脱氢酶 3 家族，成员 B2 基因）在肌壁间肌瘤大于 5cm 的女性中表达失调，表明较大的肌瘤可能影响子宫内膜基因表达。但是，由于失调的基因数目限制为 3 个，他们得出的结论是，子宫腔内膜未受累的肌瘤不会影响植入的基因。尽管研究表明肌瘤确实会改变子宫内膜的基因表达，但是关于黏膜下或非空间累及肌壁间肌瘤影响的更大数据存在矛盾。为了进一步阐明这些发现，还需要进行其他研究。

四、结论

总之，肌瘤可以通过多种机制改变子宫内膜容受性。主要机制包括直接阻断配子和胚胎运输的机械破坏，以及由肌瘤细胞中芳香化酶表达增加引起雌激素水平升高，从而导致子宫收缩增加。此外，肌瘤可引起特定基因的上调或下调，如 *HOX10A*，导致细胞因子和生长因子如 bFGF、LIF、IL-11 和 TGF-β 的变化，从而可能影响子宫内膜的容受性。

五、研究与未来治疗展望

在个体化医学和靶向基因组学的时代，分析肌瘤存在时子宫内膜的最佳容受性是未来研究的一个领域。ERA 试验是对子宫内膜活检组织中 238 个基因的微阵列分析，已被开发用于帮助识别接受 IVF 患者的 WOI，以优化胚胎移植时机[23, 64]。虽然有希望，但 ERA 是一种相对较新的诊断工具，目前正在进行多中心临床试验，需要更多的研究成果来验证其应用价值。也许，未来这项技术也可以用于评估子宫肌瘤对患者子宫内膜容受性的影响。

参 考 文 献

[1] Baird DD, Dunson DB, Hill MC et al. High cumulative incidence of uterine leiomyoma in black and white women: Ultrasound evidence. *Am J Obstet Gynecol*. 2003;188(1):100–7.

[2] Pritts EA, Parker WH, and Olive DL. Fibroids and infertility: An updated systematic review of the evidence. *Fertil Steril*. 2009;91(4):1215–23.

[3] Bulun SE. Uterine fibroids. *N Engl J Med*. 2013;369(14):1344–55.

[4] Bulletti C, Ziegler D, Levi Setti P et al. Myomas, pregnancy outcome, and *in vitro* fertilization. *Ann N Y Acad Sci*. 2004;1034:84–92.

[5] Donnez J and Jadoul P. What are the implications of myomas on fertility? A need for a debate? *Hum Reprod*. 2002;17(6):1424–30.

[6] Whynott RM, Vaught KCC, and Segars JH. The effect of uterine fibroids on infertility: A systematic review. *Semin Reprod Med*. 2017;35(6): 523–32.

[7] Dey SK, Lim H, Das SK et al. Molecular cues to implantation. *Endocr Rev*. 2004;25(3):341–73.

[8] Singh M, Chaudhry P, and Asselin E. Bridging endometrial receptivity and implantation: Network of hormones, cytokines, and growth factors. *J Endocrinol*. 2011;210(1):5–14.

[9] Dimitriadis E, White CA, Jones RL et al. Cytokines, chemokines and growth factors in endometrium related to implantation. *Hum Reprod Update*. 2005;11(6):613–30.

[10] Gellersen B and Brosens JJ. Cyclic decidualization of the human endometrium in reproductive health and failure. *Endocr Rev.* 2014;35(6):851–905.

[11] Noyes RW, Hertig AT, and Rock J. Dating the endometrial biopsy. *Am J Obstet Gynecol.* 1975;122(2):262–3.

[12] Myers ER, Silva S, Barnhart K et al. Interobserver and intraobserver variability in the histological dating of the endometrium in fertile and infertile women. *Fertil Steril.* 2004;82(5):1278–82.

[13] Demiral İ, Doğan M, Baştu E et al. Genomic, proteomic and lipidomic evaluation of endometrial receptivity. *Turk J Obstet Gynecol.* 2015;12(4):237–43.

[14] Kao LC, Tulac S, Lobo S et al. Global gene profiling in human endometrium during the window of implantation. *Endocrinology.* 2002;143(6):2119–38.

[15] Carson DD, Lagow E, Thathiah A et al. Changes in gene expression during the early to mid–luteal (receptive phase) transition in human endometrium detected by high–density microarray screening. *Mol Hum Reprod.* 2002;8(9):871–9.

[16] Borthwick JM, Charnock–Jones DS, Tom BD et al. Determination of the transcript profile of human endometrium. *Mol Hum Reprod.* 2003;9(1):19–33.

[17] Riesewijk A, Martín J, van Os R et al. Gene expression profiling of human endometrial receptivity on days LH+2 versus LH+7 by microarray technology. *Mol Hum Reprod.* 2003;9(5):253–64.

[18] Mirkin S, Arslan M, Churikov D et al. In search of candidate genes critically expressed in the human endometrium during the window of implantation. *Hum Reprod.* 2005;20(8):2104–17.

[19] Ponnampalam AP, Weston GC, Trajstman AC et al. Molecular classification of human endometrial cycle stages by transcriptional profiling. *Mol Hum Reprod.* 2004;10(12):879–93.

[20] Talbi S, Hamilton AE, Vo KC et al. Molecular phenotyping of human endometrium distinguishes menstrual cycle phases and underlying biological processes in normo–ovulatory women. *Endocrinology.* 2006;147(3):1097–121.

[21] Horcajadas JA, Pellicer A, and Simón C. Wide genomic analysis of human endometrial receptivity: New times, new opportunities. *Hum Reprod Update.* 2007;13(1):77–86.

[22] Díaz–Gimeno P, Horcajadas JA, Martínez–Conejero JA et al. A genomic diagnostic tool for human endometrial receptivity based on the transcriptomic signature. *Fertil Steril.* 2011;95(1):60.e15.

[23] Ruiz–Alonso M, Blesa D, Díaz–Gimeno P et al. The endometrial receptivity array for diagnosis and personalized embryo transfer as a treatment for patients with repeated implantation failure. *Fertil Steril.* 2013;100(3):818–24.

[24] Horcajadas JA, Mínguez P, Dopazo J et al. Controlled ovarian stimulation induces a functional genomic delay of the endometrium with potential clinical implications. *J Clin Endocrinol Metab.* 2008;93(11):4500–10.

[25] Chalmers JA. Fibromyoma of the fallopian tube. *J Obstet Gynaecol Br Emp.* 1948;55(2):155–8.

[26] Maltaris T, Dittrich R, Widjaja W et al. The role of oestradiol in the uterine peristalsis in the perfused swine uterus. *Reprod Domest Anim.* 2006;41(6):522–6.

[27] Kissler S, Siebzehnruebl E, Kohl J et al. Uterine contractility and directed sperm transport assessed by hysterosalpingoscintigraphy (HSSG) and intrauterine pressure (IUP) measurement. *Acta Obstet Gynecol Scand.* 2004;83(4):369–74.

[28] Fujiwara T, Togashi K, Yamaoka T et al. Kinematics of the uterus: Cine mode MR imaging. *Radiographics*. 2004;24(1):e19.

[29] Fanchin R, Ayoubi JM, Righini C et al. Uterine contractility decreases at the time of blastocyst transfers. *Hum Reprod*. 2001;16(6):1115–9.

[30] Fanchin R, Righini C, Olivennes F et al. Uterine contractions at the time of embryo transfer alter pregnancy rates after in–vitro fertilization. *Hum Reprod*. 1998;13(7):1968–74.

[31] Yoshino O, Hayashi T, Osuga Y et al. Decreased pregnancy rate is linked to abnormal uterine peristalsis caused by intramural fibroids. *Hum Reprod*. 2010;25(10):2475–9.

[32] Yoshino O, Nishii O, Osuga Y et al. Myomectomy decreases abnormal uterine peristalsis and increases pregnancy rate. *J Minim Invasive Gynecol*. 2012;19(1):63–7.

[33] Folkerd EJ, Newton CJ, Davidson K et al. Aromatase activity in uterine leiomyomata. *J Steroid Biochem*. 1984;20(5):1195–200.

[34] Bulun SE, Simpson ER, and Word RA. Expression of the CYP19 gene and its product aromatase cytochrome P450 in human uterine leiomyoma tissues and cells in culture. *J Clin Endocrinol Metab*. 1994;78(3):736–43.

[35] Patterson–Keels LM, Selvaggi SM, Haefner HK et al. Morphologic assessment of endometrium overlying submucosal leiomyomas. *J Reprod Med*. 1994;39(8):579–84.

[36] Horcajadas JA, Goyri E, Higón MA et al. Endometrial receptivity and implantation are not affected by the presence of uterine intramural leiomyomas: A clinical and functional genomics analysis. *J Clin Endocrinol Metab*. 2008;93(9):3490–8.

[37] Brosens J, Campo R, Gordts S et al. Submucous and outer myometrium leiomyomas are two distinct clinical entities. *Fertil Steril*. 2003;79(6):1452–4.

[38] Horne AW and Critchley HO. The effect of uterine fibroids on embryo implantation. *Semin Reprod Med*. 2007;25(6):483–9.

[39] Satokata I, Benson G, and Maas R. Sexually dimorphic sterility phenotypes in Hoxa10–deficient mice. *Nature*. 1995;374(6521):460–3.

[40] Rackow BW and Taylor HS. Submucosal uterine leiomyomas have a global effect on molecular determinants of endometrial receptivity. *Fertil Steril*. 2010;93(6):2027–34.

[41] Di Lieto A, De Falco M, Pollio F et al. Clinical response, vascular change, and angiogenesis in gonadotropin–releasing hormone analogue-treated women with uterine myomas. *J Soc Gynecol Investig*. 2005;12(2):123–8.

[42] Folkman J and Klagsbrun M. Angiogenic factors. *Science*. 1987;235(4787):442–7.

[43] Salat–Baroux J, Romain S, Alvarez S et al. Biochemical and immunohistochemical multiparametric analysis of steroid receptors and growth factor receptors in human normal endometrium in spontaneous cycles and after the induction of ovulation. *Hum Reprod*. 1994;9(2):200–8.

[44] Mangrulkar RS, Ono M, Ishikawa M et al. Isolation and characterization of heparin-binding growth factors in human leiomyomas and normal myometrium. *Biol Reprod*. 1995;53(3):636–46.

[45] Anania CA, Stewart EA, Quade BJ et al. Expression of the fibroblast growth factor receptor in women with leiomyomas and abnormal uterine bleeding. *Mol Hum Reprod*. 1997;3(8):685–91.

[46] Weston G, Trajstman AC, Gargett CE et al. Fibroids display an anti–angiogenic gene expression profile when compared with adjacent myometrium. *Mol Hum Reprod*. 2003;9(9):541–9.

[47] Kishimoto T, Tanaka T, Yoshida K et al. Cytokine signal transduction through a homo– or

heterodimer of gp130. *Ann N Y Acad Sci.* 1995; 766:224–34.

[48] Ernst M, Inglese M, Waring P et al. Defective gp130–mediated signal transducer and activator of transcription (STAT) signaling results in degenerative joint disease, gastrointestinal ulceration, and failure of uterine implantation. *J Exp Med.* 2001;194(2):189–203.

[49] Stewart CL, Kaspar P, Brunet LJ et al. Blastocyst implantation depends on maternal expression of leukaemia inhibitory factor. *Nature.* 1992;359(6390):76–9.

[50] Hambartsoumian E. Endometrial leukemia inhibitory factor (LIF) as a possible cause of unexplained infertility and multiple failures of implantation. *Am J Reprod Immunol.* 1998;39 (2):137–43.

[51] Hasegawa E, Ito H, Hasegawa F et al. Expression of leukemia inhibitory factor in the endometrium in abnormal uterine cavities during the implantation window. *Fertil Steril.* 2012;97(4):953–8.

[52] Robb L, Li R, Hartley L et al. Infertility in female mice lacking the receptor for interleukin 11 is due to a defective uterine response to implantation. *Nat Med.* 1998;4(3):303–8.

[53] Zenclussen AC and Hämmerling GJ. Cellular regulation of the uterine microenvironment that enables embryo implantation. *Front Immunol.* 2015;6:321.

[54] Doherty LF and Taylor HS. Leiomyoma– derived transforming growth factor–beta impairs bone morphogenetic protein–2– mediated endometrial receptivity. *Fertil Steril.* 2015;103(3):845–52.

[55] Li Q, Kannan A, Das A et al. WNT4 acts downstream of BMP2 and functions via β–catenin signaling pathway to regulate human endometrial stromal cell differentiation. *Endocrinology.* 2013;154(1):446–57.

[56] Lee KY, Jeong J, Wang J et al. Bmp2 is critical for the murine uterine decidual response. *Mol Cell Biol.* 2007;27(15):5468–78.

[57] Dou Q, Zhao Y, Tarnuzzer RW et al. Suppression of transforming growth factor–beta (TGF beta) and TGF beta receptor messenger ribonucleic acid and protein expression in leiomyomata in women receiving gonadotropin–releasing hormone agonist therapy. *J Clin Endocrinol Metab.* 1996;81(9):3222–30.

[58] Miura S, Khan KN, Kitajima M et al. Differential infiltration of macrophages and prostaglandin production by different uterine leiomyomas. *Hum Reprod.* 2006;21(10):2545–54.

[59] Lee SK, Kim CJ, Kim D et al. Immune cells in the female reproductive tract. *Immune Netw.* 2015;15(1):16–26.

[60] Tayade C, Hilchie D, He H et al. Genetic deletion of placenta growth factor in mice alters uterine NK cells. *J Immunol.* 2007;178(7):4267–75.

[61] King A. Uterine leukocytes and decidualization. *Hum Reprod Update.* 2000;6(1):28–36.

[62] Kitaya K and Yasuo T. Leukocyte density and composition in human cycling endometrium with uterine fibroids. *Hum Immunol.* 2010;71(2): 158–63.

[63] Unlu C, Celik O, Celik N et al. Expression of endometrial receptivity genes increase after myomectomy of intramural leiomyomas not distorting the endometrial cavity. *Reprod Sci.* 2016;23(1):31–41.

[64] Miravet–Valenciano JA, Rincon–Bertolin A, Vilella F et al. Understanding and improving endometrial receptivity. *Curr Opin Obstet Gynecol.* 2015;27(3):187–92.

[65] Taylor HS, Pal L, Seli E, eds, Conception – Sperm and egg transport, fertilization, implantation and early embryogenesis. In: *Speroff's Clinicl Gynecologic Endocrinology and Infertility*, 9th edn, Wolters Kluwer, Philadelphia, 2020: 174–95.

第4章 子宫肌瘤与复发性流产
Uterine Fibroids and Recurrent Pregnancy Loss

Natasha K. Simula　Mohamed A. Bedaiwy　著

黄　惠　译　林　津　校

一、概述

子宫肌瘤是女性生殖系统最常见的良性肿瘤。子宫肌瘤在育龄期女性的患病率达5.4% 并随着年龄增长而增加[1]。据报道，妊娠期女性肌瘤的患病率在 0.65%～10.6% [2-6]。已知肌瘤与不良妊娠结局相关，如胎位异常[3]、胎盘早剥[5,6]、早产[2,3,5,7]、剖宫产[2,3,5]、产后出血及产后输血率增加[7]。肌瘤可能还与不孕症、流产与复发性流产相关。但目前这种相关性尚未得到证实。

在该问题中肌瘤的类型更为重要。目前认为浆膜下肌瘤不会导致流产或不孕。因此，通常不会推荐有生育需求的女性去做浆膜下肌瘤剥除术。黏膜下肌瘤与低受孕率有关，而与复发性流产的关系尚无定论[8]。目前认为导致子宫腔形态改变的肌壁间肌瘤影响生育力，然而也有研究显示不影响宫腔形态的肌壁间肌瘤同样影响早期妊娠结局[3,8-11]。遗憾的是大部分研究没有描述研究对象的肌瘤类型，故难以得到一般性结论。很多研究中也未探讨肌瘤的数目及位置。后续的研究需注意报道肌瘤的这些重要特性。但仍有一些证据表明肌瘤的数目与不良妊娠结局相关。有研究显示，相比单发肌瘤，多发肌瘤的女性流产率更高[12]。

二、子宫肌瘤与流产

子宫肌瘤所致流产及复发性流产（recurrent pregnancy loss，RPL）的病理生理机制尚不明确。Buttram 等在 1981 年发表首篇研究论述了肌瘤与流产的相关性[13]。他们对已发表的文章进行综述，同时纳入自己的 59 例病例，研究结果显示子宫肌瘤切除术后自然流产率从 41% 降至 19%。他们认为患有子宫肌瘤的女性发生流产可能与子宫的易激惹性及收缩性有关，和（或）与子宫内膜基质及血管的改变导致胎盘血流减少有关[13]。肌瘤在妊娠期发生变性还会引起局部前列腺素释放所致的炎症反应，继而导致宫缩及流产[2]。

继 Buttram 等在 1981 年的研究之后，还有一些观察性研究也同样显示患有肌瘤的女性流产率高于没有肌瘤的女性。迄今为止发表的最大样本量的研究是一项前瞻性、年龄配对的队列研究。对比早孕合并子宫肌瘤的 143 例女性及无子宫肌瘤的 715 例女性，结果显示前者的流产风险显著高于后者（14% vs.7.6%）[12]。然而，有两项较早的研究，一项是针对 12 708 例妊娠女性（其中 492 例有子宫肌瘤）[6]，另一项是针对 290 例行 IVF 助孕的女性[14]，显示有无子宫肌瘤两组的流产率并无差异。

Klatsky 等对 20 篇研究进行系统评价，其中包括上述所提及的 3 篇研究[3]。他们发现患有黏膜下肌瘤女性的累积流产率（15 例；流产率 46.7%）显著高于对照组（151 例；流产率 21.9%；OR=3.85，CI 1.12～13.27）。而对于有肌壁间肌瘤的早孕期女性，流产率有轻度升高，差异仍有统计学意义。有肌壁间肌瘤的 719 例女性的累积流产率是 20.4%，而没有肌瘤的 2258 例女性流产率为 12.9%（OR=1.82，CI 1.43～2.30）[3]。

最近一项对 18 篇研究的系统评价显示，有肌瘤的女性流产率显著高于没有肌瘤的女性（RR=1.68，CI 1.37～2.05）。亚组分析显示黏膜下肌瘤组与肌壁间肌瘤组的流产率均显著高于对照组的流产率，RR 分别是 1.68 与 1.89[8]。

更新的一篇系统评价与 Meta 分析发表于 2017 年，研究包括 21 829 例妊娠女性（1394 例有子宫肌瘤）并对可能的混杂因素（如年龄、种族、饮酒史、产次、人流史）进行了校正。结果显示，有肌瘤的妊娠期女性流产率并非显著高于无肌瘤的女性（RR=0.82，CI 0.68～0.98）。研究对象排除高泌乳素血症、不孕症或者辅助生殖技术助孕者[15]。总之，现有的研究结果相互矛盾。在妊娠期女性中，子宫肌瘤与自然流产的相关性还有待进一步探讨。

三、子宫肌瘤与复发性流产

有少部分研究报道复发性流产患者中子宫肌瘤的患病率。一项前瞻性队列研究显示 23 例不明原因复发性流产患者中有 1 例（4.3%）有宫腔下可见的黏膜下子宫肌瘤[16]。另一项研究显示行宫腔镜检查的 150 例患者中有 2 例（1.3%）有黏膜下子宫肌瘤。这 2 位患者均有 3 次或以上的自然流产史[17]。Saravelos 等研究 966 例有 3 次或以上自然流产史的女性，发现有 70 例（8.2%）患有子宫肌瘤，包括黏膜下、肌壁间及浆膜下子宫肌瘤[10]。

Russo 等在 2016 年发表的一项关于复发性流产的 Meta 分析。分析纳入 3 项研究，共有 711 例研究对象，其中黏膜下肌瘤或者改变宫腔形态的肌瘤患病率为 4.08%。自然流产次数越多的女性，肌瘤患病率更高[18]。尽管如此，因目前的研究均无合适的对照组，作者表示肌瘤与复发性流产的关系有待进一步研究。

新近在澳大利亚复发性流产诊疗中心开展的一项研究，通过三维彩超对 190 例患者进行宫腔形态评估，发现肌瘤的患病率为 15%。但该研究未提及肌瘤的类型。子宫肌瘤在 35 岁以上的女性常见[19]。最近还有一项研究是在埃及复发性流产诊疗中心开展的，对 200 例患者进行了官方指令性的宫腔镜检查显示，其中黏膜下子宫肌瘤的患病率达 7.5%[20]。但同样的，该研究缺乏合理的对照组。基于以上研究，子宫肌瘤在复发性流产患者中的患病率为 4%～15%。

四、复发性流产的解剖学因素评估

不同医疗中心对复发性流产的诊疗方法不同。但如同 2012 年美国生殖年会（American Society of Reproductive Medicine，ASRM）所描述的，完整的病情诊治通常应包括子宫解剖学评估、内分泌、免疫与细胞遗传学因素[21]。抗磷脂综合征与易栓症的检查只限于符合特定诊断标准的患者。尽管目前检查逐步深入，仍有 50%～75% 的复发性流产患者查无病因[21]。

近 12.6% 的复发性流产涉及子宫解剖异常[21]，包括先天性或者获得性的子宫解剖异常。前者包括可能导致复发性流产的先天性苗勒管发育异常，包括子宫纵隔、双角子宫、单角子宫与弓形子宫；后者包括子宫肌瘤、子宫内膜息肉与由宫腔粘连导致的 Asherman 综合征。ASRM 推荐采用子宫输卵管造影（hysterosalpingography，HSG）、MRI 或三维彩超评估宫腔形态[21]。然而使用更广泛的是宫腔镜，它被认为是诊断子宫腔畸形的金标准[17, 20, 22, 23]。表 4-1 列举了影像诊断方式及其敏感性与特异性。

表 4-1　子宫肌瘤影像学诊断方法的敏感性及特异性

诊断方法	敏感性（%）	特异性（%）
宫腔镜	82[a]	87[a]
二维超声	99	86
三维超声	68.2[a]	91.5[a]
子宫输卵管造影	50[a]	82.5[a]
盐水灌注宫腔造影超声诊断	90[a]	89[a]
磁共振	100	91

a. 研究报道识别黏膜下子宫肌瘤的敏感性与特异性

宫腔镜可以直视宫腔情况并看到可能存在的黏膜下病变。作为一项诊断性工具，它操作简易，亦可作为协诊或协助治疗措施，在局麻下或在手术室实施。然而，与接下来讨论的子宫输卵管造影一样，宫腔镜无法评估子宫外在轮廓。它可能会漏诊未凸向宫腔的肌壁间肌瘤及其他先天性子宫畸形。一项研究对比宫腔镜检查及子宫切除术后的病理检查，发现宫腔镜在诊断黏膜下肌瘤具有 82% 的敏感性与 87% 的特异性[24]。图 4-1 列举的是国际妇产科联盟（FIGO）分型为 2 型的子宫肌瘤，肌壁间凸向黏膜下的肌瘤，肌瘤位于肌壁间的部分＞ 50%。

二维经阴道超声（transvaginal ultrasonography，TVUS）可准确诊断子宫肌瘤，其敏感性及特异性分别是 99% 与 86%。然而，二维 TVUS 在定位及展示肌瘤的类型与位置上不及 MRI，尤其是当肌瘤个数超过 4 个时[25]。二维 TVUS 在对黏膜下肌瘤的检测上也不及 MRI（TVUS 的敏感性与特异性分别是 83% 与 90%；MRI 的敏感性与特异性分别是 100% 与 91%）[24]。二维 TVUS 最重要的优势是随手可得。但它诊断其他子宫畸形敏感性低，如先天性子宫畸形（敏感性 56%，特异性 99%）[26]，并且它的穿透深度有限，无法探测巨大或宫底部的子宫肌瘤。这时候经腹部彩超或是一项必要的补充技术[27]。三维彩超较二维彩超的优势表现在它是从纵切面、横切面、冠状面来显示子宫的形态，

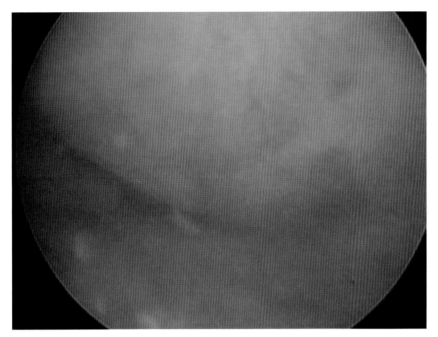

▲ 图 4-1　**FIGO 2 型子宫肌瘤**

除了子宫体与宫腔形态，还对子宫外在轮廓给予更好的评估 [19, 26-28]。一项前瞻性观察性横断面研究在 61 例患者中对比三维彩超与宫腔镜检查结果，发现三维彩超在检测宫腔内病变具有 68.2% 的敏感性与 91.5% 的特异性。三维彩超可以检测到所有黏膜下肌瘤，但在子宫内膜息肉的诊断上表现欠佳，18 例宫腔镜下可见子宫内膜息肉的患者中有 7 例漏诊 [28]。

子宫输卵管造影是将对比剂注入宫腔同时行 X 线透视。它可作为二维 TVUS 的补充技术用于评估宫腔情况。但它最重要用途是在不孕症检查中用于检测输卵管通畅性。在诊断宫腔异常上其敏感性及特异性较低。因此学者认为不能将 HSG 用于诊断宫腔异常 [29]。Elsokkary 等在 200 例复发性流产患者中行 HSG 及宫腔镜检查，发现 13.3% 患者（15 例中有 2 例）虽 HSG 正常，但实际上宫腔镜下可见黏膜下肌瘤 [20]。

超声子宫造影术，也称宫腔盐水灌注超声造影（saline infusion sonohystogram，SIS），是将盐水注入宫腔同时行二维 TUVS。这项技术可由有经验的妇科医生在本诊室操作而无须另外去放射科预约，因此比 HSG 更为便利 [27]。SIS 在检测黏膜下肌瘤具有 90% 敏感性与 89% 特异性 [24]，但在检测不凸向宫腔的肌壁间肌瘤上并不合适。

MRI 昂贵且需要提前预约。但它在检测肌瘤，包括黏膜下肌瘤，具有 100% 敏感性与 91% 特异性，这使它优于其他检测技术 [24]。它在描述肌瘤的位置与数量上也非常有用 [24, 25]，这对于腹腔镜、机器人或开腹肌瘤手术前的准备是非常重要的 [9, 27, 30]。MRI 也适用于鉴别子宫腺肌病及肌瘤[27]。图 4-2 展示术前使用 MRI 检测 1 例后壁子宫肌瘤及 1 例多发子宫肌瘤。

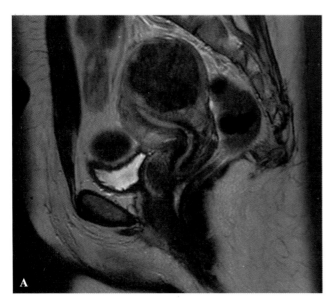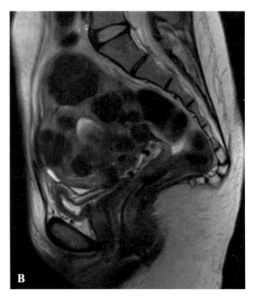

▲ 图 4-2 术前使用 MRI 检测 1 例后壁子宫肌瘤（A）及 1 例多发子宫肌瘤（B）

五、治疗

一旦复发性流产患者被诊断合并有子宫肌瘤，那么是否需要治疗子宫肌瘤成为一个问题。在此我们回顾了关于非侵入性放射治疗、药物治疗及手术治疗的文献。但药物治疗对于肌瘤并非确定性治疗，且不推荐对试孕人群使用。广泛认可的是黏膜下肌瘤及压迫宫腔的肌壁间肌瘤需要切除，而浆膜下肌瘤可以不处理[9-11, 31, 32]。期待治疗也是一种选择，但仅用于不压迫宫腔的肌壁间大肌瘤[9]或浆膜下肌瘤患者[32]。表 4-2 列举出复发性流产合并不同类型子宫肌瘤患者及其推荐的治疗措施。

表 4-2 复发性流产合并子宫肌瘤患者的治疗选择

治疗方式	适应证
期待治疗	患者意愿；FIGO 4 型、5 型、6 型、7 型的子宫肌瘤
药物治疗：醋酸乌利司他	不适用于备孕中女性，但有证据显示服药后可以安全受孕
子宫动脉栓塞	不适用于备孕中女性

（续表）

治疗方式	适应证
磁共振引导聚焦超声	不适用于备孕中女性，但有证据显示治疗后可以安全受孕
超声引导的射频消融术	不适用于备孕中女性，但有证据显示治疗后可以安全受孕
宫腔镜下黏膜下肌瘤切除术	FIGO 0 型、1 型
经腹或腹腔镜下子宫肌瘤切除术	FIGO 2 型和 2-5 型；直径大于 5cm 的 FIGO 4 型、5 型、6 型

FIGO. 国际妇产科联盟

（一）药物治疗

用于治疗子宫肌瘤的激素类药物均不适用于妊娠期或试孕期女性。促性腺激素释放激素（ Gonadotropin–releasing hormone，GnRH ）激动剂（ 如亮丙瑞林 ），GnRH 类似物（ 如戈舍瑞林 ），选择性雌激素受体调节剂（ 如雷洛昔芬 ），选择性孕激素受体调节剂 [如醋酸乌利司他（ Ulipristal Acetate，UPA ）]，均可用于治疗肌瘤继发的异常子宫出血或压迫症状。这些药物通过抑制肌瘤的雌孕激素受体发挥作用，但同时也干扰排卵及子宫内膜生长，因此对胚胎种植及胎盘形成有不利影响 [9]。

尽管醋酸乌利司他在孕期是禁用的（与治疗子宫肌瘤相比，高剂量服用可作为紧急避孕药），但也有一些证据表明孕期使用醋酸乌利司他是安全的。一项关于试孕期或者孕期使用醋酸乌利司他的系统评价，回顾了 71 例女性的妊娠结局，包括其他文献发表的 24 例及作者自己的 47 例 [33]。5 例患者在服用醋酸乌利司他时意外受孕，有 3 例活产、1 例自然流产、另外 1 例行人工流产。剩余患者在服用醋酸乌利司他后 2～4.5 个月后受孕。47 例 患者在子宫肌瘤切除术前受孕。71 例受孕者中共 50 例活产。自然流产 19 例，约 27% [33]。

（二）非手术治疗

子宫动脉栓塞用于阻断供应生长肌瘤的主要血流，由介入放射科医生在门诊施行。这项治疗的风险包括二次手术、因阴道动脉的无意栓塞导致性交不适、卵巢储备下降、不孕及流产 [34]。因此，对于有生育需求的女性来说，这项治疗普遍认为是禁忌 [9, 32, 34]。

磁共振引导聚焦超声（MRgFUS）是一项相对较新、非侵入性的技术。它主要用于治疗肌壁间肌瘤，但也有研究表明可用于治疗 FIGO 1 型的子宫肌瘤 [35]。MRI 用于清晰描述解剖结构，而超声换能器用于传递能量波，从而产生热能并引起肌瘤凝固性坏死。

这个过程耗时长，需 3～5h 完成，且需警惕传感器光波可能损伤相邻组织。已有研究报道该技术并发症包括皮肤灼伤、神经损伤及内脏损伤。与子宫动脉栓塞一样，该治疗也存在二次手术风险[34]。

已有一些案例报道关于 MRgFUS 治疗后受孕，并获得良好的妊娠结局[36]。但是倾向于发表阳性结果的出版偏见只会限制对数据的解读。唯一能获得的结论是经过 MRgFUS 治疗后，妊娠似乎是安全的。一项随机对照试验（NCT00730886）在 2008 年启动，却由于参加人数少而早早就结束。在 MRgFUS 成为有生育需求女性的常规治疗前，我们需要更多研究评估该技术对妊娠结局，特别是在流产方面的影响。

超声介导的射频消融（radio frequency ablation, RFA）是一项新技术，需通过射频消融仪器传递交流电，并通过腹腔镜直视下或者腹腔镜超声换能器介导下完成。将射频消融装置植入子宫肌瘤，并使组织温度达到 100℃ 从而导致局部组织凝固性坏死[34]。也有研究经宫颈联合宫腔内超声实现射频消融[37]。一项发表于 2017 年的回顾性观察研究显示在射频消融治疗后可达到 19.2% 的妊娠率。406 例患者中有 78 例获得 80 次妊娠，活产 71 次，流产只有 9 次。这说明接受该治疗后可以安全妊娠[38]。然而目前研究数据非常有限，且不推荐在接受超声介导的射频消融后受孕。

（三）宫腔镜下子宫肌瘤切除术

宫腔镜下子宫肌瘤切除术适用于完全凸向宫腔的黏膜下肌瘤或肌瘤在肌壁内部分 < 50%，即 FIGO 0 型与 1 型[32]。虽然已发表的一些研究都是观察性研究且通常没有设置对照组，但均发现宫腔镜下子宫肌瘤切除术能显著降低流产率。

Shokeir 等对 15 例有自然流产史女性进行平均 40 个月的前瞻性随访，显示施行宫腔镜肌瘤切除术后孕早期的自然流产率从 61.6% 降至 26.3%[39]。一项回顾性研究显示 101 例复发性流产患者在接受宫腔镜肌瘤切除术后，孕早期的自然流产率从 69.1% 降至 23.3%，孕中期的自然流产率从 11.7% 降至 1.29%[40]。

Saravelos 等对比 285 例不明原因复发性流产患者、25 例患有压迫宫腔的肌瘤并接受子宫肌瘤切除术的患者与 54 例患有不影响宫腔形态的子宫肌瘤且未行子宫肌瘤切除术患者的妊娠结局。除了 3 例患者行经腹或腹腔镜子宫肌瘤切除术，其余患者均行宫腔镜手术治疗。结果显示子宫肌瘤切除术后患者孕中期自然流产率显著下降，从术前的 21.7% 降至术后的 0%。而孕早期自然流产率无显著差异。该研究对象未与无肌瘤的对照组进行对比。患肌壁间肌瘤女性行期待治疗者的活产率与不明原因复发性流产女性治疗后的活产率相似（前者为 70.4%，后者在治疗后活产率提高 20%，可达到 71.9%）。因此作者认为，肌壁间肌瘤患者可以期待治疗，而有孕中期自然流产史、合并有挤压宫腔肌瘤的患者需行子宫肌瘤切除术，还建议有孕早期自然流产史、合并有挤压宫腔肌瘤的女性行期待治疗，因手术并不能显著改善该组人群的妊娠结局[10]。尽管如此，这些结果均基于观察性研究，需谨慎解读。

宫腔镜下子宫肌瘤切除术是一项安全的治疗手段，可以在外科门诊开展或根据肌瘤的数量与大小选择在简单麻醉下开展。对于复发性流产合并有 FIGO 0 型、1 型、2 型肌瘤患者推荐行宫腔镜下子宫肌瘤切除术。图 4-3 展示 FIGO 1 型前壁肌瘤在宫腔镜切除术前及术后的情况。

（四）腹腔镜和经腹子宫肌瘤切除术

大多数已发表的观察性研究显示肌壁间肌瘤患者在腹腔镜或经腹肌瘤切除术后流产率可能会降低。但尚无研究是仅针对复发性流产患者。

被引用次数最多的研究之一来自 Buttram 等，他们回顾性分析 1941 例病例发现，经腹子宫肌瘤切除术后患者的流产率从 41% 降至 19%[13]。另有一篇 2003 年的研究显示 25 例患者在经腹或者腹腔镜肌瘤切除术后，流产率从 57.1% 降至 13.8%[41]。Bernardi 等随访 59 例有 FIGO 2-7 型肌瘤的患者，因不孕、异常子宫出血和月经不规则等原因行腹腔镜下肌瘤切除术，平均每个患者切除 2 个肌瘤并接受长达 6 年左右的随访。结果显示子宫肌瘤切除术后的流产率（23%）显著低于术前（43%）[42]。类似的结

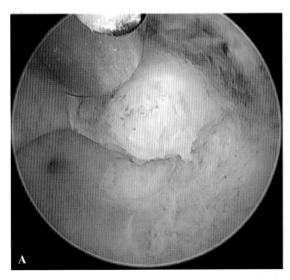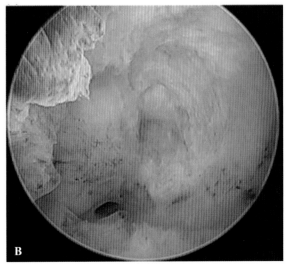

▲ 图 4-3 **1 例复发性流产合并左侧 FIGO 1 型肌瘤患者在宫腔镜下肌瘤切除术前（A）及术后（B）的图像**

果在 Marchionni 等[43] 及 Vercellini 等[44] 包含不孕症女性的研究中再次证实。

然而，Casini 等在 181 例不孕症患者中并未发现肌壁间肌瘤和浆膜下肌瘤切除术后的流产率有显著改善。这项研究因设置合适的对照组而独树一帜。在 181 例研究对象中，92 例经腹或腹腔镜下子宫肌瘤切除术，余 89 例期待治疗。因黏膜下肌瘤接受宫腔镜下子宫肌瘤切除术的患者流产率（38.5%）较未手术的患者更低，但差异无统计学意义。然而，流产率在肌壁间肌瘤患者手术组与未手术组间是没有差异的[45]。这些结果相当有趣并为不孕症这类人群的研究添彩。但把研究结果从不孕症人群类推到复发性流产人群需十分谨慎。

在复发性流产诊疗中心，我们推荐对压迫宫腔的肌瘤及直径大于 5cm、无论是否压迫宫腔的肌瘤行子宫肌瘤切除术，特别是对有不明原因复发性流产的女性强推荐。手术方式是采取腹腔镜还是经腹肌瘤切除术是由肌壁间肌瘤的个数与大小来决定。若单发直径小于 15cm 或 2 个肌瘤平均直径小于 7.5cm，或者 3 个肌瘤平均直径小于 5cm 推荐腹腔镜途径。肌瘤不符合以上标准者推荐经腹途径[9]。

腹腔镜或经腹子宫肌瘤切除术并非没有风险。常见手术风险包括大出血、肠管损伤、膀胱损伤[46] 与切口部位感染[47]。除此之外，还有麻醉意外、术后静脉血栓形成、感染、出血、膀胱输尿管损伤，甚至有产后子宫破裂的小概率风险存在[47]。另有 21%～25% 肌瘤复发[43, 44]、盆腔粘连[44, 48] 的风险，这将导致盆腔痛、肠梗阻与不孕[47]。子宫后壁切口术后盆腔粘连（94%）高于前壁切口粘连（55%）[48]。一些外科医生会使用防粘连材料，但其是否获益目前尚无定论[39]，且有研究显示防粘连材料不仅无用，还可能有害，即可能增加术后发热及肠梗阻的发生率[49]。

六、结论

子宫肌瘤在复发性流产中的不良影响逐渐被越来越多研究证实，但仍缺乏设计良好的对照试验指导循证管理。大部分研究属于观察性研究且缺乏合适的对照组，难以获得强有力的证据。接下来的研究需纳入无肌瘤女性及有肌瘤但未治疗的女性作为对照组，并对其他混杂因素，如年龄、种族、原发还是继发性复发性流产进行矫正。研究还需要根据 2011 年 FIGO 分型系统对子宫肌瘤进行标准化分型[50]，并描述肌瘤的数量及大小。这样不同研究的结果才有可比性。

子宫肌瘤的评估（包括其他先天性或获得性子宫解剖异常）需综合考虑每位患者的辅助检查结果，至少包括诊断性宫腔镜、盐水灌注宫腔超声造影或者三维彩超中的其中一项。因二维彩超在评估肌瘤的确切定位、数量及大小上并不准确，因此不能取代三维彩超。

尽管目前的整体研究证据存在缺陷，但黏膜下肌瘤与压迫宫腔的肌瘤看似是与复发性流产相关。宫腔镜下、腹腔镜或经腹子宫肌瘤切除术可以降低流产率。手术对非压迫宫腔的肌瘤获益尚不明确。浆膜下肌瘤与带蒂肌瘤与复发性流产无关。创伤性小的治疗手段，如药物治疗、子宫动脉栓塞、磁共振引导聚焦超声与超声介导的射频消融不推荐对复发性流产合并肌瘤的患者常规使用。因为目前相关研究的数量少，无法证实这些技术的安全性及有效性。

参 考 文 献

[1] Borgfeldt C and Andolf E. Transvaginal ultrasonographic findings in the uterus and the endometrium: Low prevalence of leiomyoma in a random sample of women age 25–40 years. *Acta Obstet Gynecol Scand.* 2000;79(3):202–7.

[2] Salvador E, Bienstock J, Blakemore KJ, and Pressman E. Leiomyomata uteri, genetic amniocentesis, and the risk of second–trimester spontaneous abortion. *Am J Obstet Gynecol.* 2002;186(5):913–5.

[3] Klatsky PC, Tran ND, Caughey AB, and Fujimoto VY. Fibroids and reproductive outcomes: A systematic literature review from conception to delivery. *Am J Obstet Gynecol.* 2008;198(4):357–66.

[4] Laughlin SK, Baird DD, Savitz DA, Herring AH, and Hartmann KE. Prevalence of uterine leiomyomas in the first trimester of pregnancy. *Obstet Gynecol.* 2009;113(3):630–5.

[5] Sheiner E, Bashiri A, Levy A, Hershkovitz R, Katz M, and Mazor M. Obstetric characteristics and perinatal outcome of pregnancies with uterine leiomyomas. *J Reprod Med.* 2004;49(3):182–6.

[6] Exacoustòs C and Rosati P. Ultrasound diagnosis of uterine myomas and complications in pregnancy. *Obstet Gynecol.* 1993;82(1):97–101.

[7] Shavell VI, Thakur M, Sawant A et al. Adverse obstetric outcomes associated with sonographically identified large uterine fibroids. *Fertil Steril.* 2012;97(1):107–10.

[8] Pritts EA, Parker WH, and Olive DL. Fibroids and infertility: An updated systematic review of the evidence. *Fertil Steril.* 2009;91(4):1215–23.

[9] Bedaiwy MA, Lepik C, and Alfaraj S. Uterine fibroids and recurrent pregnancy loss. In: Moawad N (ed). *Uterine Fibroids: A Clinical Casebook.* Cham, Switzerland: Springer; 2017, pp. 311–33.

[10] Saravelos SH, Yan J, Rehmani H, and Li TC. The prevalence and impact of fibroids and their treatment on the outcome of pregnancy in women with recurrent miscarriage. *Hum Reprod.* 2011;26(12):3274–9.

[11] Christiansen OB, Andersen A-MN, Bosch E et al. Evidence–based investigations and treatments of recurrent pregnancy loss. *Fertil*

Steril. 2005;83(4):821–39.

[12] Benson CB, Chow JS, Chang Lee W, Hill JA, and Doubilet PM. Outcome of pregnancies in women with uterine leiomyomas identified by sonography in the first trimester. *J Clin Ultrasound.* 2001;29(5):261–4.

[13] Buttram VC, and Reiter RC. Uterine leiomyomata: Etiology, symptomatology, and management. *Fertil Steril.* 1981;36(4):433–45.

[14] Oliveira FG, Abdelmassih VG, Diamond MP, Dozortsev D, Melo NR, and Abdelmassih R. Impact of subserosal and intramural uterine fibroids that do not distort the endometrial cavity on the outcome of *in vitro* fertilization—Intracytoplasmic sperm injection. *Fertil Steril.* 2004;81(3):582–7.

[15] Sundermann AC, Velez Edwards DR, Bray MJ, Jones SH, Latham SM, and Hartmann KE. Leiomyomas in Pregnancy and Spontaneous Abortion. *Obstet Gynecol.* 2017;130(5): 1065–72.

[16] Ventolini G, Zhang M, and Gruber J. Hysteroscopy in the evaluation of patients with recurrent pregnancy loss: A cohort study in a primary care population. *Surg Endosc Other Interv Tech.* 2004;18(12):1782–4.

[17] Cogendez E, Dolgun ZN, Sanverdi I, Turgut A, and Eren S. Post–abortion hysteroscopy: A method for early diagnosis of congenital and acquired intrauterine causes of abortions. *Eur J Obstet Gynecol Reprod Biol.* 2011;156(1): 101–4.

[18] Russo M, Suen M, Bedaiwy M, and Chen I. Prevalence of uterine myomas among women with 2 or more recurrent pregnancy losses: A systematic review. *J Minim Invasive Gynecol.* 2016;23(5):702–6.

[19] McCormack CD, Furness DL, Dekker GA, Shand K, and Roberts CT. 3D ultrasound findings in women attending a South Australian recurrent miscarriage clinic. *Australas J Ultrasound Med.* 2016;19(4):142–6.

[20] Elsokkary M, Elshourbagy M, Labib K et al. Assessment of hysteroscopic role in management of women with recurrent pregnancy loss. *J Matern Neonatal Med.* 2018;31(11):1494–504.

[21] Practice Committee of the American Society for Reproductive Medicine. Evaluation and treatment of recurrent pregnancy loss: A committee opinion. *Fertil Steril.* 2012;98(5): 1103–11.

[22] Bohlmann MK, von Wolff M, Luedders DW et al. Hysteroscopic findings in women with two and with more than two first–trimester miscarriages are not significantly different. *Reprod Biomed Online.* 2010;21(2):230–6.

[23] Seckin B, Sarikaya E, Oruc AS, Celen S, and Cicek N. Office hysteroscopic findings in patients with two, three, and four or more, consecutive miscarriages. *Eur J Contracept Reprod Heal Care.* 2012;17(5):393–8.

[24] Dueholm M, Lundorf E, Hansen ES, Ledertoug S, and Olesen F. Evaluation of the uterine cavity with magnetic resonance imaging, transvaginal sonography, hysterosonographic examination, and diagnostic hysteroscopy. *Fertil Steril.* 2001;76(2):350–7.

[25] Dueholm M, Lundorf E, Hansen ES, Ledertoug S, and Olesen F. Accuracy of magnetic resonance imaging and transvaginal ultrasonography in the diagnosis, mapping, and measurement of uterine myomas. *Am J Obstet Gynecol.* 2002;186 (3):409–15.

[26] Saravelos SH, Cocksedge KA, and Li TC. Prevalence and diagnosis of congenital uterine anomalies in women with reproductive failure: A critical appraisal. *Hum Reprod Update.* 2008;14(5):415–29.

[27] Shwayder J and Sakhel K. Imaging for uterine

myomas and adenomyosis. *J Minim Invasive Gynecol.* 2014;21(3):362–76.

[28] Apirakviriya C, Rungruxsirivorn T, Phupong V, and Wisawasukmongchol W. Diagnostic accuracy of 3D–transvaginal ultrasound in detecting uterine cavity abnormalities in infertile patients as compared with hysteroscopy. *Eur J Obstet Gynecol Reprod Biol.* 2016;200:24–8.

[29] Soares SR, Dos Reis MMBB, and Camargos AF. Diagnostic accuracy of sonohysterography, transvaginal sonography, and hysterosalpingography in patients with uterine cavity diseases. *Fertil Steril.* 2000;73(2):406–11.

[30] Kubik–Huch RA, Weston M, Nougaret S et al. European Society of Urogenital Radiology (ESUR) guidelines: MR imaging of leiomyomas. *Eur Radiol.* 2018;28(8):3125–37.

[31] Kaiser J and Branch DW. Recurrent pregnancy loss: Generally accepted causes and their management. *Clin Obstet Gynecol.* 2016;59(3):464–73.

[32] Bailey AP, Jaslow CR, and Kutteh WH. Minimally invasive surgical options for congenital and acquired uterine factors associated with recurrent pregnancy loss. *Women's Health.* 2015;11(2):161–7.

[33] De Gasperis–Brigante C, Singh SS, Vilos G, Kives S, and Murji A. Pregnancy outcomes following ulipristal acetate for uterine fibroids: A systematic review. *J Obstet Gynaecol Canada.* 2018;40(8):1066–76.e2.

[34] Gingold JA, Gueye NA, and Falcone T. Minimally invasive approaches to myoma management. *J Minim Invasive Gynecol.* 2018;25 (2):237–50. https://doi.org/10.1016/j.jmig. 2017.07.007

[35] Mashiach R, Inbar Y, Rabinovici J, Mohr Sasson A, Alagem–Mizrachi A, and Machtinger R. Outcome of magnetic resonance–guided focused ultrasound surgery (MRgFUS) for FIGO class 1 fibroids. *Eur J Obstet Gynecol Reprod Biol.* 2018;221:119–22.

[36] Clark NA, Mumford SL, and Segars JH. Reproductive impact of MRI–guided focused ultrasound surgery for fibroids. *Curr Opin Obstet Gynecol.* 2014;26(3):151–61.

[37] Toub DB. A new paradigm for uterine fibroid treatment: Transcervical, intrauterine sonographyguided radiofrequency ablation of uterine fibroids with the Sonata system. *Curr Obstet Gynecol Rep.* 2017;6(1):67–73.

[38] Zou M, Chen L, Wu C, Hu C, and Xiong Y. Pregnancy outcomes in patients with uterine fibroids treated with ultrasound–guided high–intensity focused ultrasound. *BJOG.* 2017;124:30–5.

[39] Shokeir TA. Hysteroscopic management in submucous fibroids to improve fertility. *Arch Gynecol Obstet.* 2005;273(1):50–4.

[40] Roy KK, Singla S, Baruah J, Sharma JB, Kumar S, and Singh N. Reproductive outcome following hysteroscopic myomectomy in patients with infertility and recurrent abortions. *Arch Gynecol Obstet.* 2010;282(5):553–60.

[41] Campo S, Campo V, and Gambadauro P. Reproductive outcome before and after laparoscopic or abdominal myomectomy for subserous or intramural myomas. *Eur J Obstet Gynecol Reprod Biol.* 2003;110(2):215–9.

[42] Bernardi TS, Radosa MP, Weisheit A et al. Laparoscopic myomectomy: A 6–year follow-up single–center cohort analysis of fertility and obstetric outcome measures. *Arch Gynecol Obstet.* 2014;290(1):87–91.

[43] Marchionni M, Fambrini M, Zambelli V, Scarselli G, and Susini T. Reproductive performance before and after abdominal myomectomy: A retrospective analysis. *Fertil Steril.* 2004;82(1):154–9.

[44] Vercellini P, Maddalena S, De Giorgi O, Pesole A, Ferrari L, and Crosignani PG. Determinants

of reproductive outcome after abdominal myomectomy for infertility. *Fertil Steril*. 1999;72(1):109–14.

[45] Casini ML, Rossi F, Agostini R, and Unfer V. Effects of the position of fibroids on fertility. *Gynecol Endocrinol*. 2006;22(2):106–9.

[46] Bean EMR, Cutner A, Holland T, Vashisht A, Jurkovic D, and Saridogan E. Laparoscopic myomectomy: A single–center retrospective review of 514 patients. *J Minim Invasive Gynecol*. 2017;24(3):485–93.

[47] Buckley VA, Nesbitt–Hawes EM, Atkinson P et al. Laparoscopic myomectomy: Clinical outcomes and comparative evidence. *J Minim Invasive Gynecol*. 2015;22(1):11–25.

[48] Tulandi T, Murray C, and Guralnick M. Adhesion formation and reproductive outcome after myomectomy and second–look laparoscopy. *Obstet Gynecol*. 1993;82(2):213–5.

[49] Tulandi T, Closon F, Czuzoj–Shulman N, and Abenhaim H. Adhesion barrier use after myomectomy and hysterectomy. *Obstet Gynecol*. 2016;127(1):23–8.

[50] Munro MG, Critchley HOD, Broder MS, and Fraser IS. FIGO classification system (PALM–COEIN) for causes of abnormal uterine bleeding in nongravid women of reproductive age. *Int J Gynecol Obstet*. 2011;113(1):3–13.

第5章 妊娠合并子宫肌瘤
Fibroids in Pregnancy

Magdi Hanafi **著**

黄陆荣 **译** 蒋清清 **校**

一、概述

子宫肌瘤为子宫良性平滑肌瘤,是女性生殖系统最常见的盆腔肿瘤。发病机制尚未明了,雌激素及孕激素被认为有刺激肌瘤生长的作用。基因组学研究表明,肌瘤作为单克隆肿瘤,40%～50%存在细胞学异常。细胞遗传学发现,主要有6号、7号、12号和14号染色体组成异常[1]。因为肌瘤在育龄期妇女极为常见,故妊娠对于肌瘤的潜在影响成为临床关注的要点。大部分患有肌瘤的女性在孕期没有任何症状。小部分患者最常见的症状为疼痛,或者增加妊娠并发症如流产、早产、胎位异常或胎盘早剥的发生率。一些因素导致肌瘤对妊娠的影响难以评估,因此鉴别肌瘤的特殊类型显得尤为重要。

二、流行病学

妊娠合并子宫肌瘤的发病率在1.6%～10.7%,取决于妊娠早期彩超的评估及肌瘤的大小[2]。

肌瘤的发病率随着年龄增长而增长,非裔美国女性的发病率高于白人或西班牙人[3]。分娩次数增加及哺乳期延迟能够显著降低子宫肌瘤的发病率[4]。

三、产时及产后肌瘤的变化

妊娠时雌激素及孕激素水平增加、子宫血流动力学改变及 hCG 水平的升高，均被认为影响肌瘤的生长。许多研究发现孕期使用超声监测肌瘤的大小与普遍认为的肌瘤会随妊娠进展而增大的观念相悖 [5]。50%～60% 肌瘤在孕期保持稳定（变化小于 10%），22%～32% 增大，8%～27% 缩小 [5]。

孕期超声评估妊娠对肌瘤生长影响的数据不一致，或许是因为孕期肌瘤的生长是非线性的 [5]。

比如，许多肌瘤在早孕期增大，在中晚孕时体积无改变 [6, 7]。大肌瘤（直径大于 5cm）在孕期增大的概率更高，小肌瘤在孕期更容易保持稳定 [4]。孕期肌瘤体积平均增长约 12%，只有极小部分的肌瘤生长超过 25% [6, 7]。

近 90% 在妊娠早期发现肌瘤的妇女在产后 3～6 个月重新评估时肌瘤总体积会下降，但 10% 的肌瘤体积会增加。仅使用孕激素避孕的妇女肌瘤可能退化较少。

四、症状

子宫肌瘤通常在孕期没有症状（图 5-1 和图 5-2）。在有症状的女性中，症状包括疼痛、盆腔压迫症状和（或）阴道出血。

疼痛是最常见的症状，发生的频率取决于肌瘤的大小，特别是直径大于 5cm 的肌瘤 [9]。许多患者除了局部疼痛外没有任何症状，有些还会出现白细胞计数轻度升高、发热及恶心、呕吐 [10, 11]。典型的肌瘤疼痛发生在孕早期的后期及孕中期的前期，这一时期肌瘤的生长速度最快，接着肌瘤退化。疼痛症状也可能因为子宫增大及肌瘤方位改变或扭曲导致血供受阻 [12]。

异位激素（如红细胞生成素、泌乳素）引起症状的非常罕见。

五、并发症

子宫肌瘤一直以来被认为对妊娠具有负面影响 [13]，然而并没有高质量的数据证明

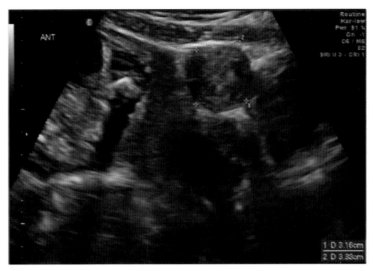

▲ 图 5-1　子宫肌瘤压迫胎儿

图片由 Botros Rizk、Candice Holiday 和 Vicki Arguello 提供

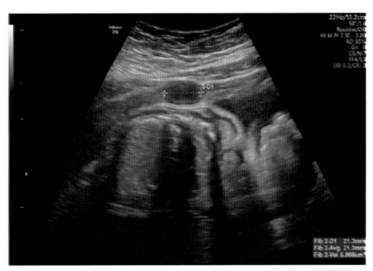

▲ 图 5-2　妊娠 27 周合并子宫肌瘤

图片由 Botros Rizk、Candice Holiday 和 Vicki Arguello 提供

肌瘤与妊娠结局的关系。

　　许多合并肌瘤的患者在妊娠期间并没有出现肌瘤相关的并发症[14]。红色变性是最常见的并发症。此外，流产、早产和分娩、胎位异常和胎盘早剥等并发症的风险似乎略有增加，但所有研究都没有显示不良事件的风险增加。

（一）变性和扭转

　　如前所述，疼痛是妊娠合并肌瘤患者的最常见症状，主要是由于肌瘤变性，少部分因为肌瘤扭转。快速生长的肌瘤导致血流灌注减少，肌瘤变性、坏死（红色样变）及前列腺素释放[15]。带蒂的肌瘤更有可能发生扭转及坏死，但比肌瘤变性要少见。

（二）流产

部分患者黏膜下肌瘤会影响胚胎的种植、胎盘形成和妊娠的维持。肌壁间肌瘤的影响是有争议的，肌瘤大部分位于浆膜下或带蒂肌瘤不大可能导致不良结果，多发肌瘤更容易导致流产[16]。哪种类型的肌瘤会引起流产还是未知的，故提出了以下假设。

● 肌瘤会干扰胎盘形成从而影响子宫胎盘血供的建立[17]，例如：一个巨大的黏膜下肌瘤凸向宫腔会压迫蜕膜化的子宫内膜，导致蜕膜萎缩或血管扭曲，从而使蜕膜血供枯竭。

● 肌瘤快速生长，伴或不伴有变性，都有可能引起子宫收缩或胎盘催化酶的释放[17]，影响胎盘形成导致自然流产。

（三）早产

妊娠合并子宫肌瘤早产率有所增加[18]，个案报道多见于多发性子宫肌瘤、肌瘤邻近胎盘或覆盖胎盘[5]或肌瘤直径大于5cm。

各类理论诠释子宫肌瘤导致早产的生理基础。如合并肌瘤的子宫弹性下降，因此在某一特定时刻触发了宫缩[19]。有些学者认为，妊娠合并子宫肌瘤，催产素酶活性降低，导致局部催产素水平增高，从而易诱发早产[20]。

（四）产前出血或胎盘早剥

许多报道指出妊娠合并肌瘤患者更容易出现产前出血[21]。肌瘤与胎盘的相对位置是一个重要因素，这意味着产前出血与胎盘早剥有关。

黏膜下或胎盘部位的肌瘤或肌瘤体积大于200ml（对应的直径7～8cm）更有可能引起胎盘早剥[9]。在对6706例孕妇一项回顾性研究中，14例胎盘部位肌瘤患者中8例（57%）发生胎盘早剥，其中4例胎儿死亡，79例非胎盘部位肌瘤患者中仅有2例（2.5%）发生胎盘早剥，这2例均未发生胎儿死亡[19]。

子宫肌瘤增加胎盘早剥风险的假说机制是肌瘤导致胎盘灌注异常[19]。

（五）胎位异常

子宫形态异常增加了胎位异常的风险，主要是因为肌瘤改变宫腔形态[22]。其中一项规模最大的研究是基于人群的队列研究，研究对象是华盛顿州（1990—2007 年）超过 72 000 名妊娠妇女，她们均在同一所大学医院接受了例行的中期胎儿畸形筛查[23]。研究发现妊娠合并子宫肌瘤妇女臀位发生率显著增加（OR=1.5，95%CI 1.3～1.9）。另一项研究指出，只有当子宫有多发肌瘤、胎盘部位肌瘤、子宫下段肌瘤或巨大肌瘤（超过 10cm）时才会增加胎位异常的发生率[2]（图 5-3）。

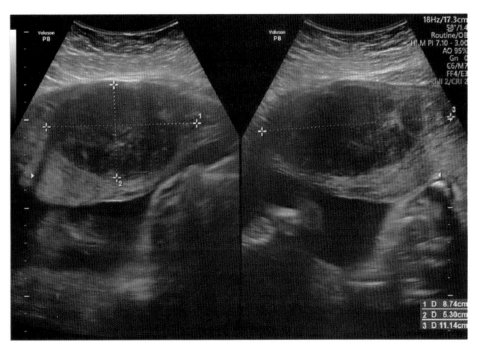

▲ 图 5-3　妊娠时前壁巨大肌瘤
图片由 Botros Rizk、Candice Holiday 和 Vicki Arguello 提供

（六）产力异常

理论上，子宫肌层的肌瘤可能降低子宫收缩力或干扰收缩波的协调传播，从而导致产程停滞[24]。有几项研究报道，在合并子宫肌瘤的妊娠中[24]，宫缩乏力发生率增加。但并不是所有研究都证实有这种相关性[2]。

（七）剖宫产

不断有研究报道子宫肌瘤与剖宫产的风险增高有关[18]，特别是当肌瘤位于子宫下段。剖宫产率的增加可能是由于胎位异常、宫缩乏力、产道梗阻和胎盘早剥这些风险因素增加所致。

（八）产后出血

有几项研究报道，妊娠合并子宫肌瘤时，尤其是子宫肌瘤较大（大于 3cm）且位于胎盘后 [21] 或剖宫产 [26] 分娩，产后出血的风险增加 [2]。许多其他研究发现子宫肌瘤与产后出血之间没有相关性 [5]。子宫肌瘤在病理生理学上可通过降低子宫收缩力和协调性导致宫缩乏力，从而引起产后出血 [27]。

（九）胎儿畸形

子宫肌瘤的空间限制胎儿生长引起胎儿畸形，但这是非常罕见的。有一些关于大的黏膜下肌瘤导致胎儿畸形包括肢体缺陷、先天性斜颈和头部畸形的个案报道 [28]。

（十）胎膜早破

收集的数据表明，肌瘤不会增加胎膜早破的风险，甚至可能轻微降低该风险 [18]。然而，个别研究 [2, 9, 21, 23] 报道了相互矛盾的结果。子宫肌瘤相对于胎盘位置可能是一个重要的决定因素，即子宫肌瘤与胎盘直接接触似乎是胎膜早破发生的最大风险 [21]。

（十一）前置胎盘

前置胎盘主要与孕产妇的年龄及既往手术史相关，子宫肌瘤和前置胎盘之间的关联性较小 [5]，尽管两个大数据报告肌瘤组前置胎盘发生率增加（1.4% vs. 0.5% [23]，3.8% vs. 2% [2]）。之后经一系列调整，主要影响因素为既往剖宫史和肌瘤切除术。

（十二）胎儿生长受限

子宫肌瘤对胎儿生长的影响很小。然而，大肌瘤（大于 200ml）可能与分娩小胎龄儿（小于胎龄第 10 百分位数）有关 [7]。

（十三）其他并发症

在合并子宫肌瘤的妊娠女性中，还报道了许多其他妊娠并发症，包括弥散性血管内凝血、自发腹膜后血肿、子宫嵌顿、尿路梗阻伴尿潴留或急性肾衰竭、深静脉血栓形成和产褥期子宫翻转 [29]。

化脓性平滑肌瘤是罕见的 [30]。临床表现包括发热、白细胞计数增多、心动过速、盆腔疼痛及特殊影像学表现（含有气体的混合回声肿物）。

（十四）死胎

子宫肌瘤并未增加胎儿宫内死亡率 [31]。

（十五）子痫前期

多数研究不支持肌瘤和子痫前期之间的关系，尽管一项研究指出，患有多发子宫肌瘤的女性较单发肌瘤（45% vs. 13%）的妇女更有可能发生子痫前期 [32]。风险增加是因为多发性子宫肌瘤侵袭破坏滋养细胞，导致子宫胎盘血管重塑不足，从而发展为子痫前期。

六、治疗

孕前是否行子宫肌瘤剥除术需个体化治疗，取决于患者年龄、生育史、临床症状、子宫肌瘤的大小和位置。孕期或分娩时行子宫肌瘤剥除术具有潜在危害（出血、子宫破裂、流产或早产）。

在孕期和分娩时应避免行子宫肌瘤剥除术，特别是切口需在子宫肌层时，除非手术推迟风险较大 [9, 10, 15]。在子宫肌瘤剥除术过程中若发生不可控的出血时可能需要行全子宫切除术。

在孕期为治疗急腹症或梗阻而对带蒂或浆膜下肌瘤行肌瘤剥除术是极为少见的，在剖宫产时可能需要剥除子宫肌瘤以关闭宫腔。

（一）子宫肌瘤合并疼痛

孕妇合并疼痛性子宫肌瘤可能需要住院进行疼痛管理 [9]。我们建议支持治疗及使用对乙酰氨基酚初步干预。

当以上措施无效时，可以短期使用标准剂量的阿片类药物或 1 个疗程的非甾体抗炎药（nonsteroidal anti-inflammatory drug，NSAID）。一些研究发现妊娠最初 3 个月使用阿片类药物与先天畸形相关，但证据不足以证明在需要控制疼痛时不能使用这些药物。

短暂使用布洛芬可以缓解疼痛[10]。吲哚美辛每 6 小时口服 25mg，最长服用时限为 48h，是另一种有效的 NSAID[11]。治疗应限于妊娠小于 32 周，因其有可能导致动脉导管过早关闭、新生儿肺动脉高压、羊水过少和胎儿 / 新生儿血小板功能障碍[11]。如果吲哚美辛持续使用超过 48h，应每周进行羊水过少和胎儿动脉导管狭窄超声评估。如有上述风险，应该立即停药或将药物剂量减少到每 12 小时 25mg。若疼痛反复发作，可以根据需要重复给药。虽然一些研究表明妊娠使用 NSAID 与流产相关，但无确切数据支持其相关性[33]。若患者可以接受，局部热敷可能更为安全。

病例报告硬膜外镇痛成功应用于难治的严重疼痛[34]。

（二）子宫肌瘤脱入到阴道

通常反对在妊娠期选择性摘除脱入阴道内的肌瘤，因为风险可能大于益处，除非脱入阴道的肌瘤的蒂部非常的细，否则摘除肌瘤可能导致阴道出血、胎膜早破和（或）流产。

应个体化评估手术的必要性。孕期手术指征是阴道大出血、剧烈疼痛、尿潴留、感染（少见）或子宫肌瘤脱入阴道内。妊娠合并有症状的子宫肌瘤能够成功经阴道切除[35]。经阴道行子宫肌瘤切除是否可行取决于子宫肌瘤的蒂部位置(宫颈及黏膜下)和宽度。如有必要，可通过妇科检查或经阴道超声或磁共振成像（MRI）确定。无症状的子宫下段黏膜下肌瘤，不论是部分脱入阴道还是未脱入阴道，均可能随着妊娠被推入宫内。

（三）阴道分娩

大多数子宫肌瘤合并妊娠能够成功经阴道分娩，因此这类患者可以尝试经阴道分娩。产科指征仍是选择剖宫产的标准（如产程停滞或试产失败）。胎儿下降受阻可考虑行选择性剖宫产。不建议阴道试产的情况包括巨大宫颈肌瘤或子宫下段肌瘤在妊娠晚期位于胎头和宫颈之间使宫腔变形[36]。

（四）剖宫产手术问题

剖宫产时或产后出血风险较高的女性，如巨大肌瘤、胎盘后或前壁或子宫下段肌瘤，妊娠晚期血红蛋白水平应至少保持 95～100g/L 或以上。应根据具体情况使用细胞保存器和冷却器储存备血。

当肌瘤位于子宫下段时，有时需要行纵切口和经典剖宫产以充分显露术野。尽量避免切开子宫时经过肌瘤，此时若不先行子宫肌瘤剥除术，将导致切口无法关闭、切口出血过多。对于有症状的梗阻性子宫肌瘤患者，剖宫产条件允许时可剥除子宫肌瘤，这类孕妇子宫接受 17% 的心输出量 [37]。9 例剖宫产时行子宫肌瘤剥除的患者中，有 3 例发生严重出血（33%），需行子宫切除术 [9]。

目前正在寻找其他减少产后出血发病率的干预措施。在一项试点研究中，剖宫产时行子宫动脉结扎似乎促进产后肌瘤收缩 [38]，但需更进一步的临床研究和风险 / 效益分析，才能推荐使用此项干预措施。

七、子宫肌瘤剥除术后妊娠的管理

（一）分娩方式及剖宫产时机

若没有强有力证据证明有子宫破裂的绝对风险，建议采取阴道试产。既往行肌瘤剥除术中进入或接近宫腔，或多发性肌瘤手术史子宫肌层明显受损，建议行择期剖宫产。美国妇产科医师协会（American College of Obstetricians and Gynecologists，ACOG）的委员会建议，有子宫肌瘤剥除史的女性建议在妊娠 37 周至 38^{+6} 周之间进行剖宫产术，若既往有多发性子宫肌瘤剥除史（类似于之前古典剖宫产）的患者建议在孕 36 周内终止妊娠 [39]。

肌壁间肌瘤手术史术中肌层损伤较轻的患者，建议阴道试产，产时持续胎儿监护，尽早接受产科麻醉，并根据需要行紧急剖宫产。带蒂子宫肌瘤切除史的患者由于子宫肌层完整性没有受到破坏，分娩时无须特殊监测。

由于报道的病例数少，且缺乏标准手术操作程序，肌瘤剥除术后妊娠子宫破裂的危险等级与风险增加的具体标准很难确定。虽然现有数据有限，但肌瘤剥除术后子宫破裂的风险并不比剖宫产术后尝试分娩的患者大。在 2016 年对至少 5 个子宫肌瘤剥除术后妊娠的回顾性研究中，子宫肌瘤剥除术后子宫破裂的总发生率为 7/756 或 0.93%（95%CI 0.45%～1.92%）[40]。在接受肌瘤剥除术后阴道试产患者子宫破裂的发病率为 0.47%（2/426，95%CI 0.13%～1.70%），未经阴道试产的发病率为 1.52%（5/330，

95%CI 0.65%～3.51%），这一差异无统计学意义。7 例发生子宫破裂的病例中，6 例既往有腹腔镜下肌瘤剥除手术史，这被归因于对腹腔镜缝合技巧的挑战[41]。所有子宫破裂的病例均为肌壁间肌瘤，虽然这并不是一个重要的危险因素。3 例肌瘤剥除术中没有进入宫腔，其他 4 例未提及术中是否穿透宫腔。这 7 例子宫破裂分别发生在妊娠 24 周（双胞胎）、25 周、30 周、32 周、36 周、37 周和 40 周；然而，这一发现可能与择期剖宫产的观念不符合。

对于拟行各种类型肌瘤剥除术的妇科医生来说，重要的是在术中清楚地判断肌瘤的数量、大小和位置、子宫切口的深度和数量以及任何宫腔的入口。建议未来的产科医生，在患者有可能怀孕时应告知选择剖宫产还是阴道试产，这一建议必须清楚地向患者说明并记录在病历中。

（二）胎盘异常

宫腔镜下黏膜下肌瘤切除可能增加胎盘异常的风险，特别是胎盘植入，主要是由于宫腔粘连形成。虽然既往肌瘤剥除术后胎盘植入的风险似乎很低[25]，数据很少，仍建议在妊娠中孕后期或晚孕早期对可能的胎盘植入进行超声筛查。

参 考 文 献

[1] Medikare V, Kandukuri LR, Ananthapur V, Deenadayal M, and Nallari P. The genetic bases of uterine fibroids: A review. *J Reprod Infertil*. 2011;12(3):181–91.

[2] Qidwai GI, Caughey AB, and Jacoby AF. Obstetric outcomes in women with sonographically identified uterine leiomyomata. *Obstet Gynecol*. 2006;107:376.

[3] Laughlin SK, Baird DD, Savitz DA et al. Prevalence of uterine leiomyomas in the first trimester of pregnancy: An ultrasound–screening study. *Obstet Gynecol*. 2009;113:630.

[4] Terry KL, De Vivo I, Hankinson SE, and Missmer SA. Reproductive characteristics and risk of uterine leiomyomata. *Fertil Steril*. 2010;94:2703.

[5] Lev–Toaff AS, Coleman BG, Arger PH et al. Leiomyomas in pregnancy: Sonographic study. *Radiology*. 1987;164:375.

[6] Aharoni A, Reiter A, Golan D et al. Patterns of growth of uterine leiomyomas during pregnancy. A prospective longitudinal study. *Br J Obstet Gynaecol*. 1988;95:510.

[7] Rosati P, Exacoustòs C, and Mancuso S. Longitudinal evaluation of uterine myoma growth during pregnancy. A sonographic study. *J Ultrasound Med*. 1992;11:511.

[8] Laughlin SK, Hartmann KE, and Baird DD. Postpartum factors and natural fibroid regression. *Am J Obstet Gynecol*. 2011;204:496.e1.

[9] Exacoustòs C and Rosati P. Ultrasound diagnosis of uterine myomas and complications in pregnancy. *Obstet Gynecol*. 1993;82:97.

[10] Katz VL, Dotters DJ, and Droegemeuller W. Complications of uterine leiomyomas in pregnancy. *Obstet Gynecol.* 1989;73:593.

[11] Dildy GA 3rd, Moise KJ Jr, Smith LG Jr et al. Indomethacin for the treatment of symptomatic leiomyoma uteri during pregnancy. *Am J Perinatol.* 1992;9:185.

[12] Parker WH. Etiology, symptomatology, and diagnosis of uterine myomas. *Fertil Steril.* 2007;87:725.

[13] Lynch FW. Fibroid tumors complicating pregnancy and labor. *Am J Obstet.* 1913;68:427.

[14] Segars JH, Parrott EC, Nagel JD et al. Proceedings from the Third National Institutes of Health International Congress on Advances in Uterine Leiomyoma Research: Comprehensive review, conference summary and future recommendations. *Hum Reprod Update.* 2014;20:309.

[15] De Carolis S, Fatigante G, Ferrazzani S et al. Uterine myomectomy in pregnant women. *Fetal Diagn Ther.* 2001;16:116.

[16] Benson CB, Chow JS, Chang-Lee W et al. Outcome of pregnancies in women with uterine leiomyomas identified by sonography in the first trimester. *J Clin Ultrasound.* 2001;29:261.

[17] Wallach EE and Vu KK. Myomata uteri and infertility. *Obstet Gynecol Clin North Am.* 1995;22:791.

[18] Klatsky PC, Tran ND, Caughey AB, and Fujimoto VY. Fibroids and reproductive outcomes: A systematic literature review from conception to delivery. *Am J Obstet Gynecol.* 2008;198:357.

[19] Rice JP, Kay HH, and Mahony BS. The clinical significance of uterine leiomyomas in pregnancy. *Am J Obstet Gynecol.* 1989;160:1212.

[20] Blum M. Comparative study of serum CAP activity during pregnancy in malformed and normal uterus. *J Perinat Med.* 1978;6:165.

[21] Muram D, Gillieson M, and Walters JH. Myomas

[22] Heinonen PK, Saarikoski S, and Pystynen P. Reproductive performance of women with uterine anomalies. An evaluation of 182 cases. *Acta Obstet Gynecol Scand.* 1982;61:157.

[23] Stout MJ, Odibo AO, Graseck AS et al. Leiomyomas at routine second-trimester ultrasound examination and adverse obstetric outcomes. *Obstet Gynecol.* 2010;116:1056.

[24] Vergani P, Ghidini A, Strobelt N et al. Do uterine leiomyomas influence pregnancy outcome? *Am J Perinatol.* 1994;11:356.

[25] Gyamfi-Bannerman C, Gilbert S, Landon MB et al. Risk of uterine rupture and placenta accreta with prior uterine surgery outside of the lower segment. *Obstet Gynecol.* 2012;120:1332.

[26] Hasan F, Arumugam K, and Sivanesaratnam V. Uterine leiomyomata in pregnancy. *Int J Gynaecol Obstet.* 1991;34:45.

[27] Szamatowicz J, Laudanski T, Bulkszas B, and Akerlund M. Fibromyomas and uterine contractions. *Acta Obstet Gynecol Scand.* 1997;76:973.

[28] Graham JM, Miller ME, Stephan MJ, and Smith DW. Limb reduction anomalies and early in utero limb compression. *J Pediatr.* 1980;96:1052.

[29] Phelan JP. Myomas and pregnancy. *Obstet Gynecol Clin North Am.* 1995;22:801.

[30] Laubach M, Breugelmans M, Leyder M et al. Nonsurgical treatment of pyomyoma in the postpartum period. *Surg Infect (Larchmt).* 2011;12:65.

[31] Koike T, Minakami H, Kosuge S et al. Uterine leiomyoma in pregnancy: Its influence on obstetric performance. *J Obstet Gynaecol Res.* 1999;25:309.

[32] Roberts WE, Fulp KS, Morrison JC, and Martin JN Jr. The impact of leiomyomas on pregnancy.

Aust N Z J Obstet Gynaecol. 1999;39:43.

[33] Daniel S, Koren G, Lunenfeld E et al. Fetal exposure to nonsteroidal anti-inflammatory drugs and spontaneous abortions. *CMAJ.* 2014;186:E177.

[34] Treissman DA, Bate JT, and Randall PT. Epidural use of morphine in managing the pain of carneous degeneration of a uterine leiomyoma during pregnancy. *Can Med Assoc J.* 1982;126:505.

[35] Kilpatrick CC, Adler MT, and Chohan L. Vaginal myomectomy in pregnancy: A report of two cases. *South Med J.* 2010;103:1058.

[36] Tian J, and Hu W. Cervical leiomyomas in pregnancy: Report of 17 cases. *Aust N Z J Obstet Gynaecol.* 2012;52:258.

[37] Gabbe SG, Niebyl JR, and Simpson JL. *Obstetrics: Normal and Problem Pregnancies.*

4th ed. Philadelphia, PA: Churchill Livingstone, 2008, p. 739.

[38] Liu WM, Wang PH, Tang WL et al. Uterine artery ligation for treatment of pregnant women with uterine leiomyomas who are undergoing cesarean section. *Fertil Steril.* 2006;86:423.

[39] American College of Obstetricians and Gynecologists. ACOG committee opinion no. 560: Medically indicated late-preterm and early-term deliveries. *Obstet Gynecol.* 2013;121:908.

[40] Gambacorti-Passerini Z, Gimovsky AC, Locatelli A, and Berghella V. Trial of labor after myomectomy and uterine rupture: A systematic review. *Acta Obstet Gynecol Scand.* 2016;95:724.

[41] Nezhat C. The "cons" of laparoscopic myomectomy in women who may reproduce in the future. *Int J Fertil Menopausal Stud.* 1996; 41:280.

第6章 子宫肌瘤在生殖方面的医疗选择

Medical Options for Uterine Fibroids in the Context of Reproduction

Hoda Elkafas Mona Al Helou Qiwei Yang Ayman Al-Hendy **著**

邓冰冰 **译** 林 津 **校**

一、概述

子宫肌瘤是最常见的良性子宫肿瘤，70%～80% 的女性一生中会受其影响[1-3]。在美国，这些肿瘤每年的经济负担估计为 344 亿美元[4]。该病的发病率受多种因素影响，包括种族、体重指数、家族史和民族。虽然子宫肌瘤是良性肿瘤，但它们可引起月经量过多（heavy menstrual bleeding，HMB）、盆腔疼痛、早产、反复流产、尿失禁和不孕症。子宫肌瘤的治疗方法除了肌瘤切除术和子宫切除术这两种主要手术方式外，目前还包括促性腺激素释放激素（GnRH）激动剂，它能在 3 个月内使肿瘤缩小 40%。不幸的是，GnRH 激动剂由于其降低雌激素的不良反应使其应用受限[2,5]。子宫肌瘤是起源于子宫平滑肌（子宫肌层）的单克隆肿瘤，其特征之一是依赖于卵巢类固醇激素雌激素（E_2）和孕激素（P_4）[6]。激素水平波动可影响子宫肌瘤在妊娠期和产后时期的生长。除了激素反应外，肌瘤还受到遗传变异的影响[7,8]。肌瘤的单克隆起源提示子宫肌细胞的突变是疾病的起源。约 20% 的肌瘤中可以检测到克隆染色体畸变。其中，复发性染色体易位，包括染色体 12q1415 和 6p21 区域，报道了大部分的细胞遗传学偏差，导致人类高迁移群 AT-hook（high mobility group AT-hook，HMGA）基因转录上调，随后激活 p14Arf-p53 通路。研究表明，肌瘤可以根据存在的克隆性染色体畸变进行细分，如 7 号染色体长臂缺失、12 三体或针对人类两个 HMGA 基因的染色体重排[2,9,10]。近年来，已经对中介体复合体 12 亚基基因（MED12）体细胞突变（c.131G＞A）进行了研究，因为这是肌瘤的主要发病因素。约 85% 的子宫肌瘤存在 MED12 外显子 2 突变[2]。性激素也被认为在肌瘤的发生中起作用。雌激素在肌瘤的生长和发育中起着至关重要的作用，这解释了青春期症状的出现和绝经后症状的停止。子宫肌瘤比健康的子宫肌细胞有更多的雌激素和孕激素受体。孕激素在发病机制中的作用尚不清楚，但研究表明它可影响肌瘤的生长。生命早期暴露在环境激素，如己烯雌酚（Diethylstilbestrol，DES）、染料木素、二噁英和双酚 A（Bisphenol-A，BPA），可以通过结合激素受体或调整激素的合成和代谢改变内分泌系统的功能，导致对正常水平的雌激素发生过度反应，从而增加子宫肌瘤生长的风险[11-13]。

二、子宫肌瘤的危险因素

（一）种族

非裔美国女性子宫肌瘤的发病率比白人女性高得多。50 岁时，非裔美国女性肌瘤患病率高于 80%，而白人女性为 70%。与白人女性相比，非裔美国女性为治疗肌瘤而进行子宫切除术和子宫肌瘤切除术的可能性分别是 2.4 倍和 6.8 倍。尽管非裔美国女性中肌瘤的严重程度和发病率不成比例，但造成这种差异的根本原因尚不清楚。子宫肌瘤的病因学还需要更多的研究来确定肌瘤的种族危险因素的原因[14]。

（二）生殖因素

胎次和妊娠对子宫肌瘤的发生起保护作用，使子宫肌瘤的发生风险降低高达 5 倍，第一个原因是暴露于非对抗性雌激素的间隔时间缩短，第二个原因是分娩时出现缺血和子宫重构。母乳喂养对子宫肌瘤发生率无影响。潜在的生物学机制尚不清楚，但许多关于月经初潮的研究表明，子宫肌瘤风险的增加与初潮年龄的提前有关。

（三）肥胖

高体重指数与子宫肌瘤风险的合理增加有关。肥胖导致肾上腺雄激素向雌激素转化的增加，最终导致更多的非结合的活性雌激素。此外，高胰岛素血症导致代谢综合征被发现与子宫肌瘤的风险增加有关[16]。

（四）维生素 D 缺乏

维生素 D 缺乏会增加子宫肌瘤的发病率。肌瘤中维生素 D 受体水平的降低与 ER-α、PR-A 或 PR-B 水平的升高有关，这将导致子宫肌细胞增殖，从而导致肌瘤的发生。1, 25(OH)$_2$D$_3$ 的存在可能会减少雌激素诱导的子宫肌细胞增殖[17, 84]。

（五）激素作用

临床和实验研究表明，雌激素和孕激素促进子宫肌瘤的生长。子宫肌瘤的一个显著特征是在育龄期依赖于卵巢类固醇激素。在绝经后或用促性腺激素释放激素（GnRH）激动剂治疗后，可以发现肌瘤萎缩。GnRH 通过减少卵巢激素的产生来抑制子宫肌瘤的生长。

雌激素（如 17β- 雌二醇）通过激活雌激素受体（estrogen receptor，ER），如 ERα 和 ER，对靶细胞（包括子宫肌细胞）发挥天然作用。雌激素通过基因组和非基因组机制发挥作用[18, 19]。

孕激素是一种与月经周期和妊娠有关的内源性类固醇激素，在女性生殖和妊娠中起着至关重要的作用。如同雌激素，孕激素通过与孕激素受体（progesterone receptor，PR）结合而发挥作用。PR 分为 PR-A 和 PR-B。PR-B 亚型与 PR-A 相同，但多了 165 个氨基酸。孕酮的作用通过基因组和非基因组机制[20]。PR 亚型针对不同启动子和控制不同下游基因表达的能力受到细胞和环境特异性的影响，包括 PR 与其他转录因子的功能相互作用[21]。在子宫肌瘤中，孕激素控制着许多靶点，这些靶点可能在子宫肌瘤的发病机制中起重要作用[22]。在一个小鼠异种移植模型中，为了验证孕激素和子宫肌瘤的发育存在直接的功能联系，通过将人肌瘤组织移植到免疫缺陷小鼠肾包膜下来反映子宫肌瘤的特征。在该模型中，雌激素加孕激素诱导肌瘤生长，并被 PR 拮抗剂 RU486 阻断。在停用孕激素后，已种植的异种肌瘤移植物的重量减少有显著统计学意义，这表明肌瘤的体积维持和生长是孕激素依赖性的[6]。抗孕激素能够与 PR 结合，干扰细胞不必要的生长，从而会引起妇科疾病，包括子宫肌瘤[23]。临床数据表明，虽然抗孕激素治疗抑制肌瘤生长，但并没有观察到肌瘤的完全消退，并且在停止治疗后肌瘤可以重新出现[18]。

三、子宫肌瘤的处理

子宫肌瘤的治疗方案包括内科和外科治疗。由于手术存在风险以及为了保留子宫以备将来生育，女性应尽量避免手术治疗，优先考虑内科治疗。然而，有时手术治疗被认为是治疗子宫肌瘤的主要选择[24, 25]。在这一章，我们涵盖了子宫肌瘤的治疗选择及它们对维持生育力的影响。

手术和非手术策略包括宫腔镜下子宫肌瘤切除术、经腹或腹腔镜下子宫肌瘤切除术、子宫动脉栓塞（UAE）及在放射或超声引导下进行的其他干预治疗[26]（图 6-1）。

（一）宫腔镜下子宫肌瘤切除

宫腔镜检查是一种可以同时诊断和治疗宫内病变的方法。黏膜下肌瘤是宫腔镜下子宫肌瘤切除术的主要指征之一。宫腔镜下切除黏膜下肌瘤可增加妊娠率，而对肌壁间肌瘤切除术仍有争议。并发症包括可能导致邻近器官损伤的子宫穿孔、术后子宫内膜炎和出血[24]。

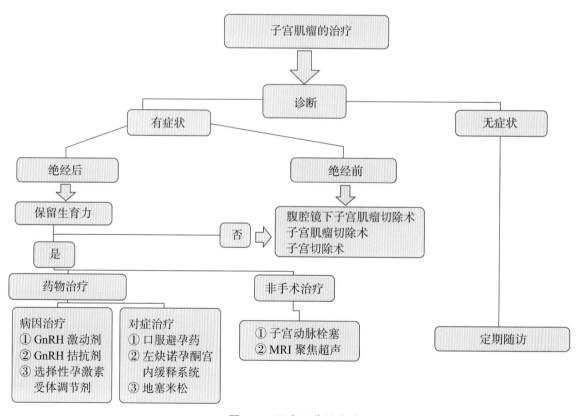

▲ 图 6-1 子宫肌瘤的治疗

（二）腹腔镜下子宫肌瘤切除

与经腹手术方法相比，微创腹腔镜手术术后疼痛少、术后发热率低、住院时间短、恢复日常生活能力和活动时间快。腹腔镜子宫肌瘤切除术安全有效，并发症发生率低于 10%。它的缺点可能是手术时间较长 [25]。腹腔镜下子宫肌瘤切除术出现过多种并发症，其中最令人担忧的并发症是妊娠相关的子宫破裂。尽管它只占并发症的一小部分，但当它发生时，对孕妇和婴儿都是致命的。

子宫破裂是一种致命的并发症，其风险是不可预测的。当考虑在育龄女性中进行腹腔镜下子宫肌瘤切除术时，其风险不可忽视 [26]。

（三）子宫动脉栓塞

当肌瘤伴有症状时，动脉栓塞是一种放射性干预手段。盆腔炎、子宫恶性肿瘤或妊娠禁用。相对禁忌证包括不能通过透析治疗的严重肾功能不全或难治性凝血障碍。与子宫切除术相比，UAE 更安全，住院时间更短，患者满意度更高。UAE 的并发症包括罕见严重的栓塞后综合征、子宫内膜炎、对比剂延迟反应、输卵管 – 卵巢或子宫脓肿、闭经、尿路感染、尿潴留、需要宫腔镜下摘除或切除的肌瘤脱落和子宫梗死 [27]。

（四）子宫肌瘤的药物治疗

到目前为止，肌瘤的治疗方法是有限的，尚无药物被接受和批准用于肌瘤的长期治疗 [27]。子宫肌瘤的主要治疗方法（如子宫肌瘤切除术和子宫切除术）已被公认并宣布为所有病例的解决方案。然而，这些选择只适用于那些没有妊娠计划的女性。对于拒绝手术并准备将来生育的女性，最好的治疗选择是控制和稳定子宫肌瘤细胞的激素水平。以药物为基础的策略传统上被认为是减少肌瘤体积的术前辅助治疗，但不适合长期治疗计划。目前的药物要么不能完全缓解症状，要么有难以接受的不良反应，限制了其长期使用 [27]。目前正在进行的这一领域的研究预测肌瘤药物治疗，除了短期术前辅助治疗还有更重要的作用。不幸的是，传统的激素疗法对长期治疗有固有的不良反应。在这里，我们介绍了在子宫肌瘤治疗中考虑使用的或目前正在研究的主要药物，特别强调选择性孕激素受体调节剂（SPRM）和 GnRH 激动剂和拮抗剂。表 6–1 回顾和总结了治疗和控制子宫肌瘤症状的现代新兴药物的作用机制、不良反应和试验研究，以及美国食品药品管理局（Food and Drug Administration，FDA）对它们的批准情况。

表 6-1 治疗和控制子宫肌瘤的最新疗法

分 类	药物举例	作用机制	不良反应	美国 FDA 标准
GnRH 激动剂	• 亮丙瑞林	• 点火效应及垂体降调节	• 降低 BMD • 严重血管舒缩性症状	• 用于子宫肌瘤的治疗
孕激素	• 左炔诺孕酮宫内缓释系统	• 直接释放左炔诺孕酮	• 突破性出血及点滴出血（前 3～6 个月） • 脱落	• 用于月经过多的治疗
复方口服避孕药	• 戊酸雌二醇 / 地诺孕素	• 下调性激素,抑制排卵	• 静脉血栓	• 用于月经过多的治疗
GnRH 拮抗剂	• 艾拉伐克（奥里利萨） • 瑞高利克斯 • OBE210（ObsEva）	• GnRH 的短效竞争性拮抗剂	• 降低 BMD • 严重血管舒缩性症状	• 2020 年 5 月 29 日获批
SPRM	• 米非司酮	• 第一个具有拮抗作用的 SPRM	• 降低 BMD • 严重血管舒缩性症状	• 未获批
	• 阿斯普利司尼	• 孕激素拮抗剂	• 子宫内膜增生	• 未获批
	• 替拉普利	• 孕激素拮抗剂	• PAEC	• 未获批
	• 醋酸乌利司他	• 激动剂 + 拮抗剂混合效应	• 转氨酶升高	• 未获批
	• 维拉普利司酮	• 孕激素拮抗剂	• PAEC	• 未获批

BMD. 骨密度；PAEC. 孕酮受体调节剂相关的子宫内膜改变；SPRM. 选择性孕酮受体调节剂

（五）复方口服避孕药

复方口服避孕药（combined oral contraceptive，COC）被认为是控制异常子宫出血（abnormal uterine bleeding，AUB）的一线治疗方法，但不降低子宫肌瘤大小。COC 通过下调性激素抑制排卵。这是一种低成本的治疗方法，具有极佳的安全性；然而，有子宫肌瘤风险的年轻女性不能使用 COC，因为其雄激素效应和增加动脉血栓形成的风险 [27, 28]。

（六）左炔诺孕酮宫内释放系统

左炔诺孕酮宫内释放系统（levonorgestrel–releasing intrauterine system，LNG–IUS）是第一种为了长期治疗而设计的避孕方法，长达 5 年。LNG–IUS 通过直接向子宫内膜释放 LNG 抑制增殖，导致子宫内膜萎缩和闭经。与 COC 相比，LNG–IUS 的全身不良反应较少。2009 年，FDA 批准使用 LNG-IUS 治疗月经量过多，提高了长期治疗患者的生活质量[28]。

（七）孕激素

不管合并子宫肌瘤与否，高剂量口服孕激素是月经量过多短期治疗的常用药[29]。在随机对照试验（randomized controlled trial，RCT）中，与 LNG-IUS 对照组比较，炔诺酮（5mg，每天 3 次，从月经周期第 5 天至第 26 天）被证明可使月经失血量（menstrual blood loss，MBL）减少超过 80ml[30]。这种影响很可能是由于子宫内膜蜕膜化。根据随机对照试验的 Meta 分析，孕激素在合并子宫肌瘤女性中的使用受到限制[31]。在一项使用高剂量醋酸甲羟孕酮（Medroxyprogesterone acetate，MPA）作为反向添加治疗的研究中，醋酸亮丙瑞林对子宫肌瘤缩小的作用被 MPA 逆转[32]，这证实了孕激素在子宫肌瘤发病中的作用。但是大剂量孕激素，无论是作为单药治疗还是作为与 GnRH 激动剂联合的反向添加治疗，似乎都不适合有症状子宫肌瘤的治疗，因为长期使用孕激素治疗改变子宫内膜血管分布，从而增加出血和点滴出血[33]。

（八）选择性孕激素受体调节剂

雌激素被认为是参与子宫肌瘤生长和持续存在的主要卵巢激素。最新研究发现，孕激素及其相应受体的作用比以前认为的更重要，为改善治疗提供了新的靶点[34, 35]。最初，术语孕激素受体调节剂（progesterone receptor modulator，PRM）包括孕激素受体激动剂、孕激素受体拮抗剂（抗孕激素）和孕激素受体调节剂。SPRMS 是具有选择性孕激素激动剂、拮抗剂或对各种孕激素组织双重活性的配体[36]。只有具有组织或器官选择性的混合 PR 激动剂和 PR 拮抗剂被列入这一类。所有参与临床试验的 PRM 都是 11β- 苯甲醛肟取代类固醇[28]。

SPRM 家族包括米非司酮（这个家族的第一个成员）、阿斯普利司尼（Asoprisnil）、奥那普利司酮（Onapristone）、醋酸乌利司他（ulipristal acetate，UPA）、洛那普利司酮（Lonaprisan）、维拉普利司酮（Vilaprisan）和替拉普利司酮（Telapristone）。这些 SPRM 已在临床研究中调查了不同女性的健康状况[36]。这些配体根据体内 PR 选择性和孕酮激动剂活性的程度具有不同的作用[37, 38]。这些化合物已经在患有月经过多和子宫肌瘤的女性中进行了评估[39]，SPRM 能够将子宫肌瘤体积缩小 17%～57%，将子宫重量减少 9%～53%[25]。与 GnRH 激动剂不同，SPRM 不会出现低雌激素作用和骨密度（bone mineral density，BMD）损失。即使停止使用 SPRM 治疗，6 个月内子宫肌瘤的复发也减少[40]。Cochrane 对 SPRM 的综述指出，与安慰剂组相比，接受 SPRM 治疗 3 个月的患者通过降低月经过多、减小子宫肌瘤大小和减小子宫体积改善了生活质量[41]。

　　调控孕激素及其受体的分子作用仍在研究中，已有研究表明孕激素具有增殖和抗增殖的作用。最近研究发现，与相邻肌层相比，当子宫肌瘤内孕激素受体表达增加后，SPRM 的作用增强[27, 40]。孕激素的作用包括降低肿瘤坏死因子 α（tumor necrosis factor-alpha，TNF-α）的表达，刺激表皮生长因子（epidermal growth factor，EGF）和抗凋亡，也可下调 B 细胞白血病 -2 基因（Bcl-2）和胰岛素样生长因子 -1（insulin-like growth factor-1，IGF-1）[42]。目前的理论认为，SPRM 导致肿瘤细胞凋亡，并下调参与胶原合成细胞的增殖，进而导致细胞外基质（extracellular matrix，ECM）的减少和肌瘤的收缩[6, 42]（图 6-2）。

　　米非司酮（RU-486）是最常见的抗孕激素之一。它最初对 PR 具有拮抗作用[43]。采用不同剂量的米非司酮进行临床试验，观察其对肿瘤消退和症状改善的影响。从剂量方面考虑，较低剂量米非司酮似乎对症状有一定作用，可减少子宫肌瘤体积，但高剂量有一定的抗糖皮质激素活性[44, 45]，最高可达 50%。一项对 11 个随机对照试验的 Meta 分析发现，使用米非司酮 2.5mg/d，持续 3～6 个月，显著降低了子宫和肌瘤体积[46]。米非司酮可用于术前子宫肌瘤的缩小[46]。另一项对 3 个米非司酮随机对照试验

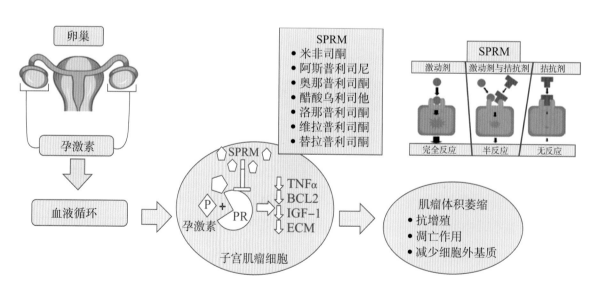

▲ 图 6-2　孕激素在子宫肌瘤发病中的作用

卵巢孕激素在孕激素受体（PR）中起着激动剂的作用，而选择性孕激素受体调节剂在 PR 中起着拮抗剂的作用，并阻断凋亡、增殖和细胞外基质形成关键基因的转录。SPRM. 选择性孕激素受体调节剂

的 Meta 分析发现，米非司酮提高了肌瘤相关的生活质量（基于子宫肌瘤症状生活质量量表），减少了大出血症状，但没有显著缩小子宫肌瘤体积[41]。因此，对米非司酮治疗子宫肌瘤的长期应用进行更好的对照试验是必要的。

UPA 是一种选择性孕激素调节剂，已被欧盟和加拿大批准用于有症状子宫肌瘤的短期治疗。虽然 UPA 已被 FDA 批准作为紧急避孕药物，但已证明更年期前患有症状性肌瘤的女性对 UPA 有良好的耐受性[47]。基于与月经量过多相关的子宫肌瘤女性的短期 RCT，它被用作有症状肌瘤的术前用药[48, 49]，最近也被用作有轻度至重度症状育龄成年女性子宫肌瘤的替代治疗[50]。孕激素受体调节剂在月经过多和肌瘤女性中的作用机制是复杂的，包括直接影响排卵、子宫内膜血管、子宫血流，以及 PR 介导的对子宫肌瘤细胞的直接作用，如抗增殖、促凋亡作用及抑制 ECM 产生[51]。

UPA 是具有组织特异性的孕激素，具有激动剂和拮抗剂双重作用。UPA 有不同的机制来控制子宫肌瘤增长，从分子水平上，通过促进肌瘤细胞凋亡，下调血管内皮生长因子（vascular endothelial growth factor, VEGF），调节基质金属蛋白酶（matrix metalloproteinas, MMP）和组织金属蛋白酶抑制剂（tissue inhibitor of metalloproteinas, TIMP）比例，调节子宫肌瘤细胞 PR-A 和 PR-B 表达的比例和限制其胶原过度表达[52, 53]。

81% 及 90% 服用 UPA 剂量分别为 5mg/d、10mg/d 的女性发现月经出血在 1 周内停止[53]。2015 年发表的一项双盲 RCT 显示，予 5mg/d 和 10mg/d UPA 治疗 12 周后，肌瘤大小分别减少 54%、58%[21]。因此，5mg/d 和 10mg/d 的剂量似乎有类似的效果[35]。PEARL-Ⅱ 试验比较了 UPA 与 GnRH 激动剂亮丙瑞林。该研究决定选择 UPA 是因为它能快速改善月经量过多（第 6 天，而亮丙瑞林在第 1 个月时），并且没有低雌激素症状[35]。到目前为止，药物治疗的重点通常是短期或术前治疗。然而，越来越多的数据表明，对于有症状的子宫肌瘤的女性，UPA 有潜力成为一个长期的治疗选择，可达 4 个疗程，每个疗程 3 个月[58]。值得注意的是，2017 年发表的一项研究建议，若初步诊断的肌瘤对 UPA 无反应，应注意可能存在恶性平滑肌肉瘤[54]。

美国完成首个Ⅲ期临床试验（VENUS 1 研究），评估了与安慰剂比较，UPA（5mg 和 10mg）的有效性和安全性。研究的目标是绝经前女性的闭经率和活动率（改善患者的生活质量，并减少对社会活动和身体活动的限制），考虑到闭经率和达到闭经所需的时间，可喜的发现没有任何需要停止用药的不良反应[55]。在同一项研究中，对不同种族（黑人和非黑人）和体重指数（body mass index, BMI）（30kg/m^2、> 30kg/m^2、< 30kg/m^2）分组进行研究，结果显示 UPA 治疗肌瘤的疗效与种族和 BMI 无关[55]。

Asoprisnil 是第一个被发现通过双重机制抑制子宫出血的药物，包括直接作用于子宫内膜和抑制排卵。然而，它在不抑制排卵的剂量下仍可减少出血，这意味着它对子宫内膜的作用是减少出血的主要机制。与子宫肌瘤体积逐渐减少相比，PRM 对出血的快速疗效表明，PRM 对出血的影响独立于其对子宫肌瘤的影响[38, 39]。Asoprisnil 治疗子宫出血呈剂量依赖，在剂量为 5mg/d、10mg/d 和 25mg/d 的病例中分别有 28%、64% 和 83% 的病例出血减少，在 25mg/d 的病例中肌瘤大小萎缩高达 36%，可能是通过减少子宫动脉血流。最近，回顾性研究引起了对 Asoprisnil 的关注，因为它的主要功能是孕激素拮抗剂，并且它在子宫内膜中没有雌激素作用[38]。此外，醋酸替拉普利司酮（Telapristone）的临床试验因肝毒性而暂停；然而，最近有学者继续使用低剂量的醋酸替拉普利司酮进行试验[56]。在分子水平上，它通过以下机制起作用：抑制胶原合成，导致子宫肌瘤细胞凋亡，但不影响正常子宫肌层[57]；抗凋亡 Bcl-2 表达降低；半胱氨酸蛋白酶 -3（caspase-3）的增加；VEGF 和增殖细胞核抗原（proliferating cell nuclear antigen，PCNA）的衰减[58]。一项多中心、随机对照试验发现，使用 Asoprinil 治疗 12 周后，子宫出血显著减少，肌瘤体积缩小，低雌激素不良反应最少。不幸的是，由于子宫内膜发生不安全的变化导致 2008 年Ⅲ期临床试验失败，近期未对 Asoprinil 开展更多的临床试验。以 Proellex 命名的醋酸替拉普利司酮（CDB4124）已被用于治疗与子宫内膜异位症和肌瘤相关的症状[59]。在初步研究中，它有令人鼓舞的发现，成功地导致肌瘤细胞凋亡，而不影响正常相邻子宫肌层[59]。研究人员希望 Telapristone 可成为一种长期的治疗方法。然而，由于肝酶显著升高，Ⅲ期研究暂停[60]。最近有一项始于 2014 年的持续Ⅱ期临床试验，旨在评估低剂量口服和阴道剂量的醋酸替拉普利司酮的安全性和有效性[64]。

Vilaprisan（BAY 1002670）是一种新型高效的口服 SPRM 药物。由于其药理特性，这种分子有希望成为许多妇科疾病的治疗药物。目前还在对有症状肌瘤的长期治疗进行研究[61]。在临床前期体外研究中，Vilaprisan 对 PR 表现出较强的选择性结合活性，具有较强的拮抗作用，但没有激动活性。Vilaprisan 能与糖皮质激素受体（glucocorticoid receptor，GR）弱结合，具有轻微的抗糖皮质激素作用（大约比米非司酮低 100 倍）。在 PR 上既未观察到激动性也未观察到拮抗活性，雄激素受体（androgen receptor，AR）的亲和力也很弱[61, 62]。Vilaprisan 成功通过了一项为期 12 周的Ⅰ期临床试验，其中大部分女性注射剂量在 0.5～5mg/d，可以降低促黄体生成素（luteinizing hormone，LH）和促卵泡激素（follicle-stimulating hormone，FSH）平均血清最高浓度，也可以降低平均血清雌二醇浓度和平均最大血清雌二醇浓度[63]。在剂量为 1mg、2mg 和 4mg 的情况下，75% 的女性发生闭经。这些结果证实了对 Vilaprisan 治疗症状性肌瘤女性的深入临床试验的初步设想[61, 64]。在Ⅱ期临床试验中，采用双盲、安慰剂对照研究，Vilaprisan 每日剂量 0.5mg、1mg、2mg、4mg，共 12 周，研究显示在每天≥ 1mg 的剂量下，大部分的女性出血 3 天内缓解，87%～92% 的患者出现闭经。此外，发现所有治疗组中，肌瘤相关症状和生活质量均改善，最高剂量时肌瘤体积可减少 40%，且与剂量相关[65]。同一研究显示，自 Vilaprisan 治疗开始 3 天内，出血和闭经均有所减少[65]。Ⅱ期研究 ASTEROID 2（ClinicalTrials.gov Identifier：NCT02465814）首次评估了与安慰剂和 UPA 比较，不同治疗方案，Vilaprisan 每日 2mg（12 周重复周期或 24 周持续治疗）的疗效和安全性，研究对象为伴有子宫肌瘤的大出血患者[60]。该研究于 2016 年底完成。目前正在进行 Vilaprisan 的Ⅲ期研究，用于子宫肌瘤的长期治疗，试验为 asterid 5 和 asterid 6（ClinicalTrials.gov Identifier：NCT03240523 和 NCT03194646）。该研究计划建议评价 Vilaprisan 2mg 在不同治疗方案中的有效性和安全性，在全球招募了超过 3600 名女性；其疗效结果为出血的控制、肌瘤体积的缩小和生活质量的改善[61]。

（九）促性腺激素释放激素激动剂

天然 GnRH 激动剂被认为是治疗肌瘤的首选方案之一。GnRH 刺激垂体前叶的促性腺激素，并已被用于诱导排卵。与天然 GnRH 相比，GnRH 激动剂效力强，半衰期延长。它们产生垂体促性腺激素的初始刺激，导致 FSH 和 LH 的分泌及预期的性腺反应。这种反应伴随着垂体 - 性腺轴的降调节和抑制。与 GnRH 激动剂比较，GnRH 拮抗剂避免了激动剂的初始刺激阶段，通过竞争 GnRH 受体（GnRH-receptor，GnRH-R）迅速抑制垂体促性腺激素[66]（图 6-3）。

1999 年，醋酸亮丙瑞林（Leuprolide Acetate，LA）被 FDA 批准作为一种短期的术前治疗，以帮助症状性肌瘤伴贫血的女性[67]。这些化合物通过抑制性腺轴来引起低雌激素效应。GnRH 的点火效应是通过提高促性腺激素的分泌，但在持续分泌 GnRH 后，导致 GnRH 受体下调，从而降低 FSH 和 LH，使患者处于假更年期状态，减少肌瘤大小和相关症状。雌激素缺乏的主要不良反应是潮热、情绪障碍、阴道干涩，最严重的是骨密度降低，后者导致 LA 的使用受限，单独使用仅 3～6 个月。单孕激素、单雌激素、孕激素加雌激素和替勃龙已被研究作为反向添加治疗。与短期治疗相比，LA 被认为是昂贵的治疗方法，并且在停止药物治疗后肌瘤会重新生长至原来的大小[68, 69]。

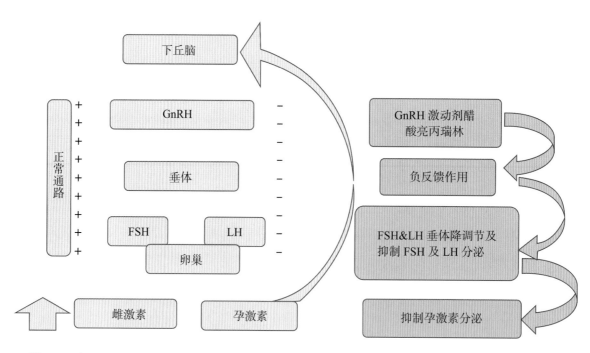

▲ 图 6-3 应用 **GnRH** 激动剂治疗子宫肌瘤，先增加促卵泡激素和黄体生成素的水平，使孕酮水平升高，然后通过负反馈机制抑制 **GnRH** 的释放

GnRH. 促性腺激素释放激素；FSH. 卵泡刺激素；LH. 黄体生成素

（十）发展子宫肌瘤的新疗法

非肽类口服促性腺激素释放激素拮抗剂

GnRH 是一种促进垂体分泌激素的肽，这些激素负责性激素产生和正常的生殖功能。在过去的 20 年里，许多制药和生物技术公司已经开始寻找非多肽、口服活性的 GnRH 拮抗剂，以克服注射型 GnRH 拮抗剂相关的问题，并对性激素的抑制作用呈剂量依赖性[28, 70]。目前，有 3 种新的非肽类 GnRH 拮抗剂，即艾拉戈克（Elagolix）、瑞高利克斯（Relugolix）和 OBE2109（ObsEva），用于治疗肌瘤和子宫内膜异位症[28]。这些药物是垂体 GnRH-R 部位 GnRH 的短效竞争性拮抗剂，可逆地抑制受体信号，导致 LH 和 FSH 的剂量依赖性抑制，从而表现出卵巢和睾丸性激素的剂量依赖性抑制（图 6-4）。与 GnRH 激动剂通过 GnRH-R 脱敏诱导激素抑制的作用相比，这些作用的发生和停止都是快速的。FDA 已于 2020 年 5 月 29 日批准 Oriahnn（含雌二醇和醋酸炔诺酮的 Elagolix）用于治疗子宫肌瘤相关的严重月经出血。Elagolix 是第一个进入临床研发的非肽类 GnRH 拮抗剂，用于治疗女性激素依赖性疾病。在 Ⅰ 期研究中，Elagolix 对健康绝经前女性的促性腺激素和卵巢性激素均有剂量依赖性的抑制作用[72]。最近

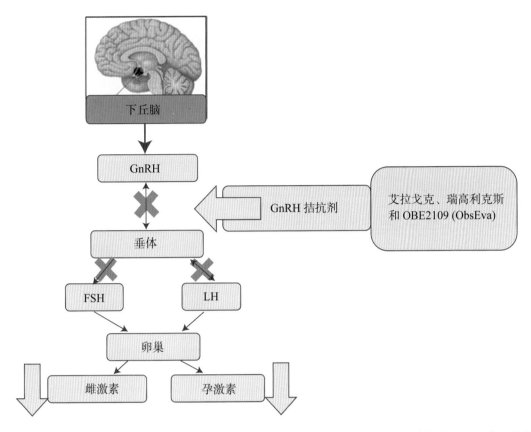

▲ 图 6-4　**GnRH 拮抗剂配体在垂体促性腺激素细胞膜上的受体位置与 GnRH 竞争结合后，立即抑制促卵泡激素和黄体生成素的分泌，从而抑制孕激素的分泌**

GnRH. 促性腺激素释放激素；FSH. 卵泡刺激素；LH. 黄体生成素

一项纳入了多种剂量的 Elagolix 的 Ⅰ 期研究表明，Elagolix 对雌激素抑制呈剂量依赖性，从低剂量（150mg/d）的部分抑制到高剂量（200～300mg/d）的几乎完全抑制[72]。高剂量 Elagolix 对雌激素的抑制要小于长效 GnRH 激动剂对雌激素的抑制，后者将雌二醇水平降低到卵巢切除术后的水平（小于 10pg/ml）。已有多个随机、对照 Ⅱ 期试验对 Elagolix 在子宫内膜异位症女性患者中的应用进行了研究，发现与安慰剂相比，Elagolix 在痛经和非经期骨盆疼痛方面有显著改善作用。此外，每日 150mg 的剂量具有足够的安全性和耐受性[62]。最近，为期 6 个月的随机对照 Ⅲ 期研究结果显示，与安慰剂相比，Elagolix（150mg，每日 1 次；200mg，每日 2 次）可显著减少痛经、非月经盆腔疼痛和性交困难，且呈剂量依赖性[73]。与作用机制相同，Elagolix 治疗也与低雌激素不良反应（主要是潮热）和骨密度降低呈剂量依赖关系。Elagolix 已被批准用于治疗月经量过多合并子宫肌瘤。一项剂量探索的 Ⅱa 期研究中对伴有子宫肌瘤的月经量过多女性患者使用 Elagolix、安慰剂、不同剂量 Elagolix、是否反向添加低剂量雌二醇或孕激素的安全性和有效性进行研究[74]。本研究采用碱性血红素法对月经量过多进行客观评价，并描述了用 Elagolix 改善子宫肌瘤女性月经量过多呈剂量依赖性。在治疗的第 3 个月，剂量 300mg，每日 2 次，月经失血量减少了 98%。低剂量反向添加方案（连续 / 联合 1mg 雌二醇 /0.5mg 醋酸炔诺酮，1mg 醋酸雌二醇 / 200mg 周期性黄体酮）对月经量过多的影响最小，但主要减少了潮热的频率。这些结果为后续的Ⅱb 期和 3 个持续时间更长的临床试验提供了理由，这些临床试验可能是月经量过多患者子宫肌瘤的长期治疗方法。该研究还首次证实了低剂量雌二醇（Estradiol，E_2）/ 醋酸炔诺酮（Norethindrone Acetate，NETA）联合反向添加治疗在激素抑制治疗中对月经量过多和患肌瘤女性的有效性[73]。这项为期 6 个月的安慰剂随机对照研究表明，Elagolix 显著降低了子宫肌瘤相关严重月经出血的失血量，无论有无 E_2/NETA 两种反向添加疗法。反向添加治疗后潮热和骨密度减少发生率呈剂量依赖下降，但 Elagolix 加标准剂量（1mg E_2/0.5mg NETA 反向添加组）和安慰剂组在第 6 个月的骨密度没有显著统计学上的差异。

(1) Relugolix：Relugolix 是一种口服活性的非肽类 GnRH 受体拮抗剂，用于治疗不同的性激素相关功能障碍。这种药物会抑制垂体的促性腺激素释放，导致雌二醇、孕激素和睾酮水平的降低，但不会产生与促性腺激素受体激动剂（如亮丙瑞林）相关的激素水平的初始上调。Relugolix 后来被批准在日本上市，作为一种治疗子宫肌瘤相关症状的药物，并且已开始评估该药物治疗子宫内膜异位症相关疼痛和前列腺癌的疗效。日本批准的 Relugolix 成人剂量为 40mg，口服，每日 1 次[76, 77]。

(2) 他汀类药物：有证据表明，降血脂药物辛伐他汀和其他来自同一家族的药物可能是治疗子宫肌瘤的一种选择[78, 79]。Borahay 等研究表明，它通过钙依赖机制抑制肌瘤细胞增殖，诱导细胞凋亡[80]。此外，该小组还在患者来源的异种移植动物模型中证明了它抑制肌瘤的生长[81]。另一组研究表明，另一种类似的药物阿托伐他汀可以抑制子宫肌瘤的生长[82]。使用流行病学（保险索赔）数据，他汀类药物与子宫肌瘤、肌瘤相关症状和肌瘤切除术的低发生率相关[83]。Malik 等也发现低剂量辛伐他汀可以抑制子宫肌瘤细胞外基质蛋白的产生[75]。目前，辛伐他汀用于子宫肌瘤患者的临床试验正在进行中。

四、结论与未来方向

目前，现有的治疗选择是有限的，批准上市的药物通常用于短期治疗来控制月经量过多。孕激素和 COC 通常能短暂改善月经量过多。LNG-IUS 在减少出血方面很有价值，但它只用于子宫腔正常的女性。这些药物通过靶向子宫内膜来减少出血，但不会减少肌瘤体积。GnRH 激动剂在抑制出血和减少肌瘤和子宫重量方面非常有效。醋酸亮丙瑞林被 FDA 批准用于术前短期治疗。尚未有激素被批准作为 GnRH 激动剂长期治疗肌瘤的反向添加疗法。然而，美国目前正在研究的一些药物，如 PRM 和口服 GnRH 拮抗剂，提供了一种新的保留生育能力的药物疗法，可以为患有肌瘤女性提供长期治疗的选择。最近，欧洲和加拿大已批准使用 UPA 作为长期治疗症状性肌瘤的替代疗法。Vilaprisan 仅在有症状性肌瘤的女性中进行评估，它比其他 SPRM 有优势，如 UPA。Vilaprisan 对与肌瘤相关的出血表现出更快的作用，但比其他 SPRM 剂量低。Elagolix 是 FDA 批准用于中至重度有症状子宫内膜异位症的口服治疗药物。最近的一项 Ⅱb 期研究显示，Elagolix 联合低剂量反向添加疗法治疗月经量过多具有较好的疗效。这种联合治疗显示低雌激素不良反应的发生率低，如血管舒缩症状和骨密度改变。我们需要继续研究子宫肌瘤的发病机制，寻找新的药物靶点、非激素作用及长期的药物治疗方案来根治子宫肌瘤。

利益冲突：Ayman Al-Hendy 是艾尔建公司、拜耳公司、Repros 公司和艾维伯公司的顾问。

参 考 文 献

[1] Al-Hendy A and Salama S. Gene therapy and uterine leiomyoma: A review. *Hum Reprod Update*. 2006;12(4):385–400.

[2] Elkafas H, Qiwei Y, and Al-Hendy A. Origin of uterine fibroids: Conversion of myometrial stem cells to tumor-initiating cells. *Semin Reprod Med*. 2017;35(6):481–6.

[3] Yang Q, Mas A, Diamond MP, and Al-Hendy A. The mechanism and function of epigenetics in uterine leiomyoma development. *Reprod Sci*. 2016;23(2):163–75.

[4] Mas A, Stone L, O'Connor PM et al. Developmental exposure to endocrine disruptors expands murine myometrial stem cell compartment as a prerequisite to leiomyoma tumorigenesis. *Stem Cells*. 2017;35(3):666–78.

[5] Wilson AC, Meethal SV, Bowen RL, and Atwood CS. Leuprolide acetate: A drug of diverse clinical applications. *Expert Opin Investig Drugs*. 2007;16(11):1851–63.

[6] Ishikawa H, Ishi K, Serna VA, Kakazu R, Bulun SE, and Kurita T. Progesterone is essential for maintenance and growth of uterine leiomyoma. *Endocrinology*. 2010;151(6):2433–42.

[7] Markowski DN, von Ahsen I, Nezhad MH, Wosniok W, Helmke BM, and Bullerdiek J.

HMGA2 and the p19Arf-TP53-CDKN1A axis: A delicate balance in the growth of uterine leiomyomas. *Genes Chromosomes Cancer*. 2010;49(8):661–8.

[8] Makinen N, Mehine M, Tolvanen J et al. MED12, the mediator complex subunit 12 gene, is mutated at high frequency in uterine leiomyomas. *Science*. 2011;334(6053):252–5.

[9] Markowski DN, Bartnitzke S, Löning T, Drieschner N, Helmke BM, and Bullerdiek J. MED12 mutations in uterine fibroids—their relationship to cytogenetic subgroups. *International Journal of Cancer*. 2012; 131(7):1528–36.

[10] Medikare V, Kandukuri LR, Ananthapur V, Deenadayal M, and Nallari P. The genetic bases of uterine fibroids; a review. *Journal of Reproduction & Infertility*. 2011;12(13):1.

[11] Elkafas H, Ali M, Elmorsy E, Kamel R, Thompson WE, Badary O. Al-Hendy A, and Yang Q. Vitamin D3 ameliorates DNA damage caused by developmental exposure to endocrine disruptors in the uterine myometrial stem cells of Eker rats. *Cells*. 2020;9(6):1469.

[12] Prusinski Fernung LE, Yang Q, Sakamuro D, Kumari A, Mas A, and Al-Hendy A. Endocrine disruptor exposure during development increases incidence of uterine fibroids by altering DNA repair in myometrial stem cells. *Biology of Reproduction*. 2018;99(4):735–48.

[13] Prusinski L, Al-Hendy A, and Yang Q. Developmental exposure to endocrine disrupting chemicals alters the epigenome: Identification of reprogrammed targets. *Gynecol Obstet Res Open J*. 2016;3(1):1–6.

[14] Pavone D, Clemenza S, Sorbi F, Fambrini M, and Petraglia F. Epidemiology and risk factors of uterine fibroids. *Best Pract Res Clin Obstet Gynaecol*. 2018;46:3–11.

[15] Parazzini F. Risk factors for clinically diagnosed uterine fibroids in women around menopause. *Maturitas*. 2006;55(2):174–9.

[16] Baird DD, Kesner JS, and Dunson DB. Luteinizing hormone in premenopausal women may stimulate uterine leiomyomata development. *J Soc Gynecol Investig*. 2006;13(2): 130–5.

[17] Al-Hendy A, Diamond MP, El-Sohemy A, and Halder SK. 1,25-dihydroxyvitamin D3 regulates expression of sex steroid receptors in human uterine fibroid cells. *J Clin Endocrinol Metab*. 2015;100(4): E572–82.

[18] Moravek MB, Yin P, Ono M et al. Ovarian steroids, stem cells and uterine leiomyoma: Therapeutic implications. *Hum Reprod Update*. 2015;21(1):1–12.

[19] Katz TA, Yang Q, Treviño LS, Walker CL, and Al-Hendy A. Endocrine-disrupting chemicals and uterine fibroids. *Fertil Steril*. 2016;106(4):967–77.

[20] Stewart L, Glenn GM, Stratton P et al. Association of germline mutations in the fumarate hydratase gene and uterine fibroids in women with hereditary leiomyomatosis and renal cell cancer. *Arch Dermatol*. 2008;144 (12):1584–92.

[21] Patel B, Elguero S, Thakore S, Dahoud W, Bedaiwy M, and Mesiano S. Role of nuclear progesterone receptor isoforms in uterine pathophysiology. *Hum Reprod Update*. 2015; 21(2):155–73.

[22] Al-Hendy A, Diamond MP, Boyer TG, and Halder SK. Vitamin D3 inhibits Wnt/beta-catenin and mTOR signaling pathways in human uterine fibroid cells. *J Clin Endocrinol Metab*. 2016;101(4):1542–51.

[23] Goyeneche AA and Telleria CM. Antiprogestins in gynecological diseases. *Reproduction*. 2015;149(1):R15–33.

[24] Clarke-Pearson DL and Geller EJ. Complications of hysterectomy. *Obstet Gynecol*. 2013;121

(3):654–73.

[25] Donnez J, Donnez O, Courtoy GE, and Dolmans M–M. The place of selective progesterone receptor modulators in myoma therapy. *Minerva Ginecol*. 2016;68(3):313–20.

[26] Donnez J and Dolmans M–M. Uterine fibroid management: From the present to the future. *Hum Reprod Update*. 2016;22(6):665–86.

[27] Ali M, Chaudhry ZT, and Al–Hendy A. Successes and failures of uterine leiomyoma drug discovery. *Expert Opin Drug Discov*. 2018;13(2):169–77.

[28] Chwalisz K and Taylor H. Current and emerging medical treatments for uterine fibroids. *Semin Reprod Med*. 2017;35(6):510–22.

[29] National Collaborating Centre for Women's and Children's Health. *National Institute for Health and Clinical Excellence: Guidance. Heavy Menstrual Bleeding*. London: RCOG Press National Collaborating Centre for Women's and Children's Health; 2007.

[30] Irvine GA, Campbell–Brown MB, Lumsden MA, Heikkila A, Walker JJ, and Cameron IT. Randomised comparative trial of the levonorgestrel intrauterine system and norethisterone for treatment of idiopathic menorrhagia. *Br J Obstet Gynaecol*. 1998;105(6):592–8.

[31] Sangkomkamhang US, Lumbiganon P, Laopaiboon M, and Mol BW. Progestogens or progestogen releasing intrauterine systems for uterine fibroids. *Cochrane Database Syst Rev*. 2013;(2):CD008994.

[32] Carr BR, Marshburn PB, Weatherall PT et al. An evaluation of the effect of gonadotropin–releasing hormone analogs and medroxyprogesterone acetate on uterine leiomyomata volume by magnetic resonance imaging: A prospective, randomized, double blind, placebo–controlled, crossover trial. *J Clin Endocrinol Metab*. 1993;76(5):1217–23.

[33] Rogers P, Martinez F, Girling J et al. Influence of different hormonal regimens on endometrial microvascular density and VEGF expression in women suffering from breakthrough bleeding. *Hum Reprod*. 2005;20(12):3341–7.

[34] Spitz IM (ed). *Progesterone Receptor Antagonists and Selective Progesterone Receptor Modulators (SPRMs). Seminars in Reproductive Medicine*. New York, NY: Thieme Medical Publishers; 2005.

[35] Chabbert–Buffet N, Meduri G, Bouchard P, and Spitz IM. Selective progesterone receptor modulators and progesterone antagonists: Mechanisms of action and clinical applications. *Hum Reprod Update*. 2005;11(3):293–307.

[36] Chwalisz K, Perez MC, Demanno D, Winkel C, Schubert G, and Elger W. Selective progesterone receptor modulator development and use in the treatment of leiomyomata and endometriosis. *Endocr Rev*. 2005;26(3):423–38.

[37] Elger W, Fähnrich M, Beier S, Qing SS, and Chwalisz K. Endometrial and myometrial effects of progesterone antagonists in pregnant guinea pigs. *J Obstet Gynaecol*. 1987;157(4):1065–74.

[38] Chwalisz K, Larsen L, Mattia–Goldberg C, Edmonds A, Elger W, and Winkel CA. A randomized, controlled trial of asoprisnil, a novel selective progesterone receptor modulator, in women with uterine leiomyomata. *Fertil Steril*. 2007;87(6):1399–412.

[39] Donnez J, Tatarchuk TF, Bouchard P et al. Ulipristal acetate versus placebo for fibroid treatment before surgery. *N Engl J Med*. 2012; 366(5):409–20.

[40] Bartels CB, Cayton KC, Chuong FS et al. An evidence–based approach to the medical management of fibroids: A systematic review. *Clin Obstet Gynecol*. 2016;59(1):30–52.

[41] Murji A, Whitaker L, Chow TL, and Sobel ML. Selective progesterone receptor modulators

(SPRMs) for uterine fibroids. *Cochrane Database Syst Rev.* 2017;Issue 4. Art. No. CD010770.

[42] Faustino F, Martinho M, Reis J, and Águas F. Update on medical treatment of uterine fibroids. *Eur J Obstet Gynecol Reprod Biol.* 2017;216:61–8.

[43] Talaulikar VS and Manyonda I. Progesterone and progesterone receptor modulators in the management of symptomatic uterine fibroids. *Eur J Obstet Gynecol Reprod Biol.* 2012;165(2):135–40.

[44] Eisinger SH, Fiscella J, Bonfiglio T, Meldrum S, and Fiscella K. Open–label study of ultra lowdose mifepristone for the treatment of uterine leiomyomata. *Eur J Obstet Gynecol Reprod Biol.* 2009;146(2):215–8.

[45] Islam MS, Protic O, Giannubilo SR et al. Uterine leiomyoma: Available medical treatments and new possible therapeutic options. *J Clin Endocrinol Metab.* 2013;98(3):921–34.

[46] Shen Q, Hua Y, Jiang W, Zhang W, Chen M, and Zhu X. Effects of mifepristone on uterine leiomyoma in premenopausal women: A meta–analysis. *Fertil Steril.* 2013;100(6):1722–6.e10.

[47] Ciarmela P, Islam MS, Reis FM et al. Growth factors and myometrium: Biological effects in uterine fibroid and possible clinical implications. *Hum Reprod Update.* 2011;17(6):772–90.

[48] Freed MM and Spies JB (eds). *Uterine Artery Embolization for Fibroids: A Review of Current Outcomes. Seminars in Reproductive Medicine.* New York, NY: Thieme Medical Publishers; 2010.

[49] Torre A, Paillusson B, Fain V, Labauge P, Pelage J, and Fauconnier A. Uterine artery embolization for severe symptomatic fibroids: Effects on fertility and symptoms. *Hum Reprod.* 2014;29(3):490–501.

[50] Talaulikar VS and Manyonda IT. Ulipristal acetate: A novel option for the medical management of symptomatic uterine fibroids. *Adv Ther.* 2012;29(8):655–63.

[51] Ohara N, Morikawa A, Chen W et al. Comparative effects of SPRM asoprisnil (J867) on proliferation, apoptosis, and the expression of growth factors in cultured uterine leiomyoma cells and normal myometrial cells. *Reprod Sci.* 2007;14(suppl 8):20–7.

[52] Fujimoto J, Hirose R, Ichigo S, Sakaguchi H, Li Y, and Tamaya T. Expression of progesterone receptor form A and B mRNAs in uterine leiomyoma. *Tumor Biol.* 1998;19(2):126–31.

[53] Maruo T, Ohara N, Yoshida S et al. Lessons learned from the preclinical drug discovery of asoprisnil and ulipristal for non–surgical treatment of uterine leiomyomas. *Expert Opin Drug Discov.* 2011;6(9):897–911.

[54] Kadhel P, Smail M, and De Mozota DB. Inefficiency of ulipristal acetate on uterus leiomyomas as an additional sign to suspect leiomyosarcoma. *J Gynecol Obstet Hum Reprod.* 2017;46(7):609–11.

[55] Simon J, Catherino W, Segars J et al. First US–based phase 3 study of ulipristal acetate (UPA) for symptomatic uterine fibroids (UF): Results of VENUS–I. *Fertil Steril.* 2016;106(3):e376.

[56] Bouchard P, Chabbert–Buffet N, and Fauser BC. Selective progesterone receptor modulators in reproductive medicine: Pharmacology, clinical efficacy and safety. *Fertil Steril.* 2011;96(5):1175–89.

[57] Donnez J, Donnez O, and Dolmans MM. With the advent of selective progesterone receptor modulators, what is the place of myoma surgery in current practice? *Fertil Steril.* 2014;102(3):640–8.

[58] Kashani BN, Centini G, Morelli SS, Weiss G, and Petraglia F. Role of medical management for uterine leiomyomas. *Best Pract Res Clin*

Obstet Gynaecol. 2016;34:85–103.

[59] Luo X, Yin P, Coon VJ, Cheng YH, Wiehle RD, and Bulun SE. The selective progesterone receptor modulator CDB4124 inhibits proliferation and induces apoptosis in uterine leiomyoma cells. *Fertil Steril*. 2010;93(8): 2668–73.

[60] Goenka L, George M, and Sen M. A peek into the drug development scenario of endometriosis—A systematic review. *Biomed Pharmacother*. 2017;90:575–85.

[61] Melis GB, Neri M, Piras B et al. Vilaprisan for treating uterine fibroids. *Expert Opin Investig Drugs*. 2018;27(5):497–505.

[62] Diamond MP, Carr B, Dmowski WP et al. Elagolix treatment for endometriosis–associated pain: Results from a phase 2, randomized, double–blind, placebo–controlled study. *Reprod Sci*. 2014;21(3):363–71.

[63] Schutt B, Kaiser A, Schultze–Mosgau MH et al. Pharmacodynamics and safety of the novel selective progesterone receptor modulator vilaprisan: A double–blind, randomized, placebo–controlled phase 1 trial in healthy women. *Hum Reprod*. 2016;31(8):1703–12.

[64] Bouchard P and Chabbert–Buffet N. The history and use of the progesterone receptor modulator ulipristal acetate for heavy menstrual bleeding with uterine fibroids. *Best Pract Res Clin Obstet Gynaecol*. 2017;40:105–10.

[65] Seitz C, Bumbuliene Z, Costa AR et al. Rationale and design of ASTEROID 2, a randomized, placebo and active comparator-controlled study to assess the efficacy and safety of vilaprisan in patients with uterine fibroids. *Contemp Clin Trials*. 2017;55:56–62.

[66] Kumar P and Sharma A. Gonadotropin-releasing hormone analogs: Understanding advantages and limitations. *J Hum Reprod Sci*. 2014;7(3):170.

[67] Segars JH, Parrott EC, Nagel JD et al. Proceedings from the Third National Institutes of Health International Congress on Advances in Uterine Leiomyoma Research: Comprehensive review, conference summary and future recommendations. *Hum Reprod Update*. 2014;20(3):309–33.

[68] Morris EP, Rymer J, Robinson J, and Fogelman I. Efficacy of tibolone as "add–back therapy" in conjunction with a gonadotropin–releasing hormone analogue in the treatment of uterine fibroids. *Fertil Steril*. 2008;89(2):421–8.

[69] Moroni RM, Martins WP, Ferriani RA et al. Add–back therapy with GnRH analogues for uterine fibroids. *Cochrane Database Syst Rev*. 2015(3):CD010854.

[70] Millar RP and Newton CL. Current and future applications of GnRH, kisspeptin and neurokinin B analogues. *Nat Rev Endocrinol*. 2013;9(8):451–66.

[71] Choy M. Pharmaceutical approval update. *P & T: A Peer-Reviewed Journal for Formulary Management*. 2018;43(10):599–628.

[72] Ng J, Chwalisz K, Carter DC, and Klein CE. Dose–dependent suppression of gonadotropins and ovarian hormones by elagolix in healthy premenopausal women. *J Clin Endocrinol Metab*. 2017;102(5):1683–91.

[73] Taylor HS, Giudice LC, Lessey BA et al. Treatment of endometriosis–associated pain with Elagolix, an oral GnRH antagonist. *N Engl J Med*. 2017;377(1):28–40.

[74] Archer DF, Stewart EA, Jain RI et al. Elagolix for the management of heavy menstrual bleeding associated with uterine fibroids: Results from a phase 2a proof–of–concept study. *Fertil Steril*. 2017;108(1):152–60.e4.

[75] Malik M, Britten J, Borahay M, Segars J, and Catherino WH. Simvastatin, at clinically relevant concentrations, affects human uterine leiomyoma

growth and extracellular matrix production. *Fertil Steril*. 2018;110(7):1398–407e1.

[76] Markham A. Relugolix: First global approval. *Drugs*. 2019;79(6):675–9.

[77] MacLean DB, Shi H, Faessel HM, and Saad F. Medical castration using the investigational oral GnRH antagonist TAK–385 (Relugolix): Phase 1 study in healthy males. *J Clin Endocrinol Metab*. 2015;100(12):4579–87.

[78] Fritton K and Borahay MA. New and emerging therapies for uterine fibroids. *Semin Reprod Med*. 2017;35(6):549–59.

[79] Zeybek B, Costantine M, Kilic GS, and Borahay MA. Therapeutic roles of statins in gynecology and obstetrics: The current evidence. *Reprod Sci*. 2018;25(6):802–17.

[80] Borahay MA, Kilic GS, Yallampalli C et al. Simvastatin potently induces calcium–dependent apoptosis of human leiomyoma cells.

J Biol Chem. 2014;289(51):35075–86.

[81] Borahay MA, Vincent K, Motamedi M et al. Novel effects of simvastatin on uterine fibroids: In vitro and patient–derived xenograft mouse model study. *Am J Obstet Gynecol*. 2015;213(2):196.e1–e8.

[82] Shen Z, Li S, Sheng B et al. The role of atorvastatin in suppressing tumor growth of uterine fibroids. *J Transl Med*. 2018;16(1):53.

[83] Borahay MA, Fang X, Baillargeon JG, Kilic GS, Boehning DF, and Kuo YF. Statin use and uterine fibroid risk in hyperlipidemia patients: A nested case–control study. *Am J Obstet Gynecol*. 2016;215(6):750. e1–e8.

[84] Elhusseini H, Elkafas H, Abdelaziz M et al. Diet–induced vitamin D deficiency triggers inflammation and DNA damage profile in murine myometrium. *International Journal of Women's Health*. 2018;10:503–14.

第 7 章　子宫肌瘤术前影像：超声
Fibroid Preoperative Imaging: Ultrasound

Nicole Catherine Michel　Shima Albasha　Botros R.M.B. Rizk　**著**

李秀琴　**译**　　代卫斌　**校**

一、概述

子宫肌瘤是育龄女性最常见的良性肿瘤。子宫肌瘤主要来自子宫肌层的平滑肌细胞，近 1/3 的 35 岁以上女性受到它的困扰 [1-3]。患子宫肌瘤的高危因素包括年龄、肥胖、初潮早、未生育、种族、遗传因素和长期激素治疗 [4, 5]。虽然大多数患者无临床症状，但肌瘤仍可能引起月经过多、盆腔坠胀、腰痛、泌尿和肠道功能障碍、性交困难和产科并发症 [6]。子宫肌瘤有 3 种类型，根据其在子宫肌壁的位置不同分为黏膜下肌瘤、肌壁间肌瘤、浆膜下肌瘤 [7]。子宫肌瘤的大小、数量和位置都是值得考虑的因素。在怀孕患者中，子宫肌瘤相对于胎盘的位置尤为重要，产科医生会因此而采取不同的治疗方案 [8]。

各种成像方式可以用来评估肿瘤的大小和位置，其中主要是二维（2D）超声检查（ultrasonography，US）。在过去的几十年里，它为诊断子宫肌瘤提供了一种廉价、无创的方法，因此是初诊时常用的影像学检查。近年来，三维（3D）超声、彩色多普勒和宫腔盐水灌注超声造影（saline infusion sonohysterography，SIS）等技术的应用，提高了超声诊断的能力。SIS 有助于明确宫腔内病变的位置 [2]。这一章将主要探讨子宫肌瘤术前影像学检查。值得注意的是，本章的编写很大程度上得益于 Clough、Khalaf、Allahbadia、Merchant、Abuzeid 和 Joseph 等医生的工作 [1-3]。

二、超声技术

（一）二维超声

传统的子宫肌瘤成像方式是二维超声检查。为了更好地显示肌瘤尤其是其轮廓，最好的成像方式是经阴道超声（TVS）。通过这种方法，探头更接近子宫，并且可以选择更高的频率，从而形成更细腻的组织成像[1]。这种超声扫查的原理可以通过基础物理学来阐明。严格地说，超声波遵循以下一般模式：较高（译者注：原文表述有误，已修改）的扫查频率获得较清晰的图像，但在探查深度上受到限制，反之亦然[9]。如果患者是膀胱排空的状态，经阴道超声检查是最佳的选择。TVS 使用弧形线性阵列腔内探头扫查，频率范围为 6～9MHz[10]。由于肌瘤是由混合的、致密的组织组成，在超声扫查时后方出现明显声衰减，导致透声差、图像模糊。因此，有必要选择频率较低的探头，有更好的穿透性，以便观察肌瘤的后方[6]。如果子宫因肌瘤明显增大，以致 TVS 无法显示完整的子宫，则需要经腹部超声（transabdominal scan，TAS）。TAS 使用频率为 2.5～5MHz 的弧形线性阵列腹部探头进行扫查[11]。转换超声波的频率，改变谐波和增大功率设置等可以增强超声图像的清晰度[12]。

二维超声检查对复杂的病例也是很有效的检查手段，如那些位于阔韧带被包绕的肌瘤[3, 13]。Abuzeid 和 Joseph 描述了此类病例，是一位 31 岁的不孕症患者[3]。TVS 显示右侧巨大的阔韧带肌瘤，将整个子宫推向左侧，并占据了大部分盆腔（图 7-1）。无论有无多普勒血流分析，SIS 都证实了此前的诊断（图 7-2）。在子宫与肌瘤之间的血管丛中有一扩张的管状结构，随后的诊断性腹腔镜证实了这一发现（图 7-3）。成功切除肌瘤后，该患者怀孕并生下一健康婴儿。TVS 在探查阔韧病变供血情况及其对附件影响程度等方面的应用，该病例是一个极好的范例。这些信息对制订治疗计划是有帮助的[3]。

二维超声检查是一种便捷、无创的检查方法，有助于发现功能失调性子宫出血患者子宫内膜是否存在病变。TVS 能够提供足够的信息，以避免不必要的宫腔镜检查。通常地，在绝经后的女性中，利用子宫内膜厚度确定患者是否需要进一步检查是很可靠的。在围绝经人群中，薄的子宫内膜有望排除宫腔内的病变，即子宫内膜癌[14]。

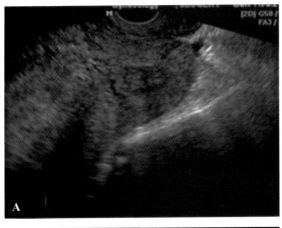
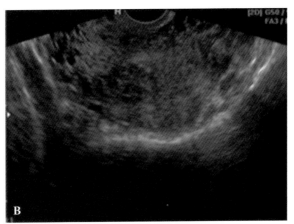
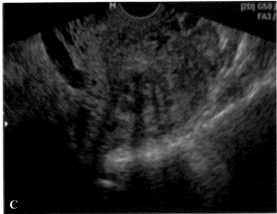

▲ 图 7-1 经阴道超声扫查声像图显示

A. 横切面显示子宫被阔韧带肌瘤推至左侧；B. 横切面显示肌瘤几乎占据整个盆腔；C. 横切面显示在肌瘤和盆腔侧壁之间有一条粗大的血管 [经许可引自 Abuzeid MI and Joseph SK. Trans-vaginal ultrasound scan findings: Effect on treatment plan. In: Rizk B and Puscheck E (eds) *Ultrasonography in Gynecology*. Cambridge, UK: Cambridge University Press; 2015, pp. 80-93.]

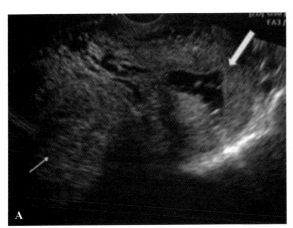
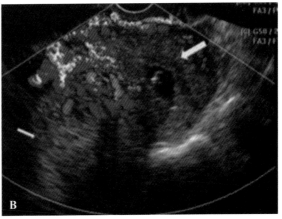

▲ 图 7-2 宫腔盐水灌注超声造影显示

A. 横切面显示正常的子宫内膜腔（粗箭），巨大的阔韧带肌瘤（细箭）；B. 横切面彩色多普勒超声显示，正常的子宫内膜腔（粗箭）和巨大的阔韧带肌瘤（细箭）。在两幅图像中，子宫和肌瘤之间的血管明显增多 [经许可引自 Abuzeid MI and Joseph SK. Trans-vaginal ultrasound scan findings: Effect on treatment plan. In: Rizk B and Puscheck E (eds) *Ultrasonography in Gynecology*. Cambridge, UK: Cambridge University Press; 2015, pp. 80-93.]

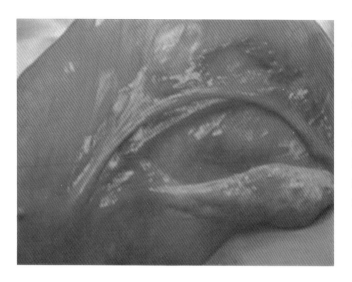

◀ 图 7-3 腹腔镜图像显示子宫阔韧带肌瘤将子宫推向左侧。值得注意的是，右侧输卵管延伸并包绕在肌瘤上方

经许可引自 Abuzeid MI and Joseph SK. Transvaginal ultrasound scan findings: Effect on treatment plan. In: Rizk B, and Puscheck E [eds] *Ultrasonography in Gynecology*. Cambridge, UK: Cambridge University Press; 2015, pp. 80-93.

（二）三维超声

二维超声局限于显示肌瘤的纵、横切面，而三维超声扫描可以显示肌瘤的冠状面。当扫查黏膜下肌瘤或突向宫腔的肌壁间肌瘤时，3D 是极为方便的。自 3D 技术问世以来，3D 超声所具有的重建子宫冠状面的能力，已证实是探索子宫病变的有效方式[15]。三维超声在观察子宫发育异常合并子宫肌瘤时，如弓形子宫或纵隔子宫，证实是有效的[3]。如果肌瘤和子宫内膜之间有明显的影像对比，更有利于清晰观察肌瘤。在月经周期的分泌期子宫内膜呈高回声时，被认为是理想的影像对比（图 7-4）。

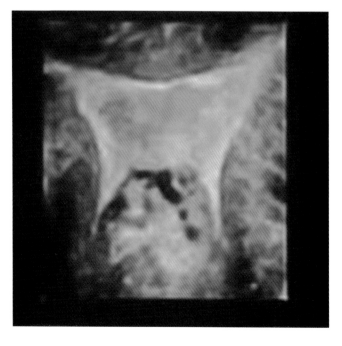

◀ 图 7-4 子宫三维冠状面显示巨大黏膜下肌瘤占据宫腔中央

经许可引自 Clough A and Khalaf Y. Ultrasonography of uterine fibroids. In: Rizk B [ed] *Ultrasonography in Reproductive Medicine and Infertility*. Cambridge, UK: Cambridge University Press; 2010, pp. 88-96.

三、宫腔盐水灌注超声造影

如果常规超声检查不能为临床提供足够的帮助，或在临床治疗失败的情况下，应考虑宫腔盐水灌注超声造影（saline infusion sonohysterography，SIS）。SIS 已经成为一项基础检查项目，特别是在评估由肌瘤引起的宫腔变形时。这种方法是通过宫腔插管将少量生理盐水注入宫腔。在向宫腔注入生理盐水后，超声能显示出黏膜下肌瘤的轮廓，并显示出黏膜下肌瘤突向子宫内膜腔的程度[15]。研究表明 SIS 在术前评估中也是有价值的，与传统的 US 相比，SIS 可以提供更多关于黏膜下肌瘤大小和位置的信息[16]。这些信息非常重要，因为由此制定的术前评估有助于更准确地切除肌瘤。如果肌瘤凸向宫腔，那么评估包括肌瘤凸向宫腔的百分比及占据子宫肌层的程度。根据国际妇产科联盟（FIGO）分类体系，黏膜下肌瘤根据凸入宫腔程度可分为 0 型、1 型或 2 型[17]。三维超声扫描可以与 SIS 同时进行，因增加了冠状面信息，从而提高诊断准确性。

子宫输卵管超声造影

子宫输卵管超声造影（hysterosalpingo contrast sonography，HyCoSy）是一种耐受性良好的检查，被认为是评估不孕症患者输卵管通畅情况及探查子宫腔的首选方法[18]。如果肌瘤位置接近输卵管子宫口，HyCoSy 显示宫角处对比剂缺失，可判断肌瘤引起输卵管子宫腔口梗阻。Echovist（用于 HyCoSy 的对比剂）使宫腔造影时组织间对比增强，以便区分黏膜下肌瘤的界限（图 7-5）。

四、彩色多普勒超声

彩色多普勒超声有助于评价肌瘤血供情况。当盆腔内探及肌瘤回声而不能断定其来源时，这种手段尤为重要，它可以通过定位肌瘤附着于子宫的蒂部来判断肌瘤来源。它还可以用来区分子宫内膜息肉和黏膜下肌瘤。子宫内膜息肉通常由中央供血动脉及其分支供血，而子宫肌瘤的供血血管见于肌瘤周边[19]。彩色多普勒超声有助于确定治疗方案及介入治疗［如子宫动脉栓塞（uterine artery embolization，UAE）］的治疗后随访。彩色多普勒超声在鉴别子宫肌瘤与子宫腺肌病时也会出现例外，这两者容易混淆[20]。

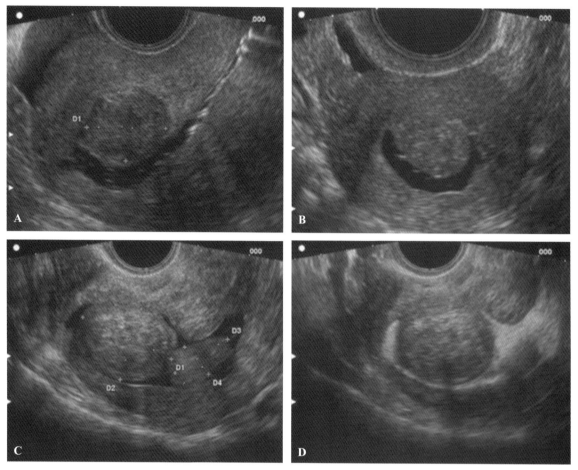

▲ 图 7-5 宫腔盐水灌注超声造影检查显示黏膜下肌瘤

A. 2 型；B. 1 型；C. 0 型；D. 0 型 [经许可，引自 Clough A and Khalaf Y. Ultrasonography of uterine fibroids. In：Rizk B（ed）*Ultrasonography in Reproductive Medicine and Infertility*. Cambridge，UK：Cambridge University Press；2010，pp. 88-96.]

总的来说，当与彩色多普勒超声结合使用时，TVS 是异常子宫出血初期检查的主要手段，因为它可以可靠地排除最常见的子宫病变，如息肉和肌瘤。

磁共振成像

MRI 是目前可选的优质成像方式，具有相当好的软组织对比，对病灶的显示比 US 更敏感 [21]。MRI 的一项显著能力是为 UAE 治疗症状性肌瘤的术前计划提供有价值的影像资料 [22]。然而，较高的成本和较低的临床使用率，限制了 MRI 的使用。因此，MRI 目前通常只用于复杂的病例。

五、超声诊断

（一）子宫肌瘤的声像图特征

超声可见肌瘤轮廓呈圆形，回声不均匀（图 7-6）。在超声上肌瘤通常表现为明显的低回声病灶，伴有不同程度的声影[23]。肌瘤可能使子宫增大或子宫形态失常。即使非钙化肌瘤其后方也伴有声影，这一现象在有钙化的肌瘤中更明显[24]。

作为参考，巨大子宫肌瘤的术中照片如图 7-7 所示。

关于子宫肌瘤的治疗手段，目前采用的先进技术见图 7-8 和图 7-9。

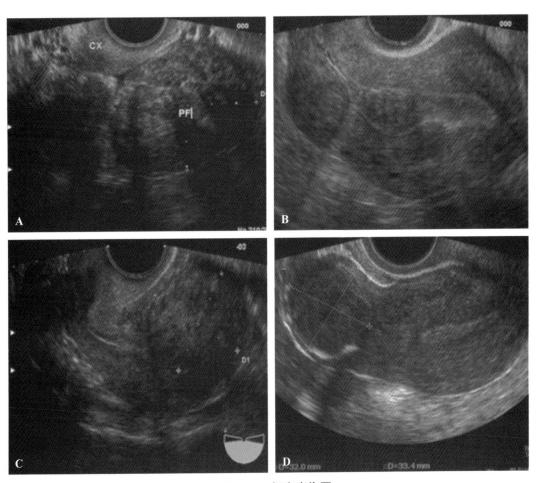

▲ 图 7-6　超声声像图

A. 宫颈带蒂肌瘤；B. 黏膜下肌瘤（邻近宫颈唇可见肌瘤）；C. 子宫壁间肌瘤（不确定是否凸入宫腔）；D. 浆膜下肌瘤
[经许可引自 Clough A and Khalaf Y. Ultrasonography of uterine fibroids. In: Rizk B (ed) *Ultrasonography in Reproductive Medicine and Infertility*. Cambridge, UK: Cambridge University Press; 2010, pp. 88–96.]

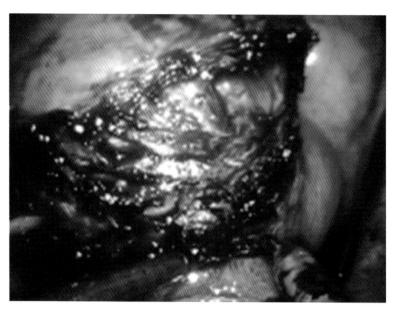

▲ 图 7-7　巨大子宫肌瘤
图片由 Botros Rizk 教授提供

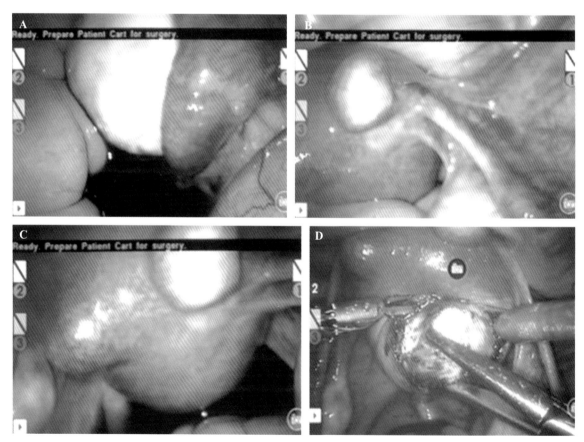

▲ 图 7-8　机器人辅助肌瘤切除术
摘除肌瘤的过程（图片由 Botros Rizk 教授提供）

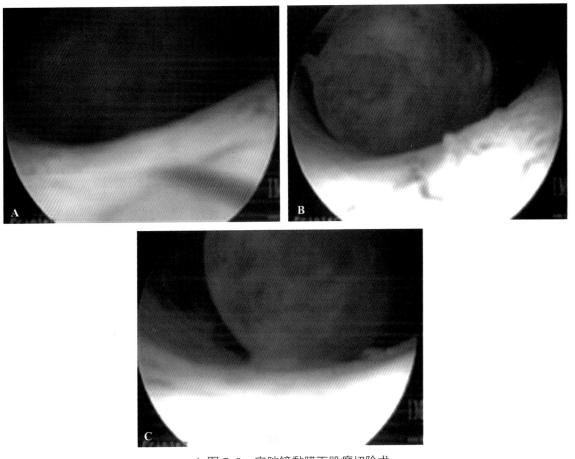

▲ 图 7-9　宫腔镜黏膜下肌瘤切除术

图片由 Botros Rizk 教授提供

（二）鉴别诊断疾病的超声特征

1. 子宫腺肌病

　　子宫腺肌病是一种良性病变，病理上体现在子宫内膜细胞出现在子宫肌层[25]。如子宫肌瘤一样，子宫腺肌病也是女性的常见疾病，引起异常子宫出血及月经期腹部绞痛。TAS 初期声像图可能表现为子宫增大，或者子宫肌层不规则增厚。子宫腺肌病 US 声像图特征通常包括以下细节，如病变肌层回声不均匀，回声强弱不等和肌层内囊肿（图 7-10A）。与肌瘤不同，腺肌瘤呈椭圆形，边界不清，无钙化，无周边低回声晕。灰阶超声不能确定时，多普勒超声检查通常是有价值的。腺肌瘤的血管分布通常保持原有正常的分布规律，而子宫肌瘤的血管分布通常位于肌瘤周边。值得注意的是，各种研究表明子宫腺肌病和某些妇科疾病并发，如子宫内膜异位症合并肌瘤[27]。

2. 弥漫性子宫肌瘤病

弥漫性子宫平滑肌瘤病是一种少见的疾病，大量的肌瘤弥漫性分布于整个子宫肌层（图 7-10B）。SIS 也可用于鉴别弥漫性子宫内膜病变与局限性宫腔内病变[24]。

3. 子宫内膜息肉

子宫肌瘤起源于子宫肌层，息肉是子宫内膜的良性增生，通常凸入子宫腔内[27]。子宫内膜息肉典型的声像图表现，比肌瘤回声高，典型的"舌状"形状，而肌瘤多呈圆形（图 7-10C 和 D）。子宫肌瘤与血凝块或息肉有时不仅难以区分，而且肌瘤使子宫内膜看上去模糊不清，子宫内膜较平时增厚[28]。早期可使用 TVS 或彩色多普勒超声检查子宫内膜息肉，其表现为低回声子宫内膜包绕的高回声团状物[29]。也许这些方法有时很难区分某些息肉和弥漫性子宫内膜增厚，这时可以用 SIS 予以鉴别[30]。

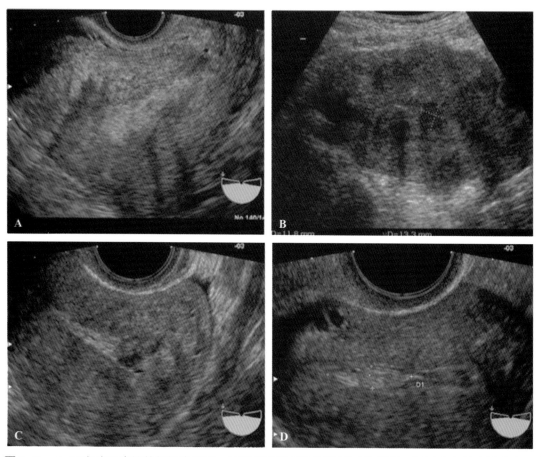

▲ 图 7-10　A. 子宫腺肌病的特征性声像图，可见子宫肌层弥漫性不对称增厚，肌层内小的囊性病变且边界不规则；B. 经腹超声声像图，可见子宫内多发肌瘤遍布子宫肌层，提示弥漫性平滑肌瘤病；C. 微小的黏膜下肌瘤，注意圆形轮廓和低回声；D. 子宫内膜息肉与肌瘤不同，息肉为"舌状"形状且呈高回声

经许可引自 Clough A and Khalaf Y. Ultrasonography of uterine fibroids. In: Rizk B (ed) *Ultrasonography in Reproductive Medicine and Infertility*. Cambridge, UK: Cambridge University Press; 2010, pp. 88-96.

4. 卵巢纤维瘤

卵巢纤维瘤是卵巢性索间质来源的良性肿瘤，其典型的声像图表现为伴有声影的球形或椭圆形实性肿瘤，周边几乎没有血流信号[31]。超声检查在鉴别盆腔内带蒂肌瘤与卵巢纤维瘤时，明确区分双侧卵巢与肌瘤的关系，将有助于鉴别诊断。如果子宫肌瘤很大，或者位于阔韧带或圆韧带上，不能将其与卵巢区分时，使用彩色多普勒超声探查与子宫相连的肌瘤蒂部血管，以明确诊断（图 7-11）。

5. 平滑肌肉瘤

平滑肌肉瘤是一种罕见的平滑肌肿瘤，它在声像图上的表现与巨大肌瘤相似。典型病例发生在 50 岁左右的女性，常见的症状包括肿瘤生长快、子宫异常出血和疼痛。然而，目前的影像学方法并不能可靠地鉴别良性与恶性肿瘤[32]。最终的诊断只能由病理检查结果决定。

6. 腹膜播散性平滑肌瘤病

腹膜播散性平滑肌瘤病（disseminated peritoneal leiomyomatosis，DPL）是一种少见的疾病，其特征是多灶性结节，由生长速度快的平滑肌组织组成，遍布腹膜[33]。虽然其生长方式类似转移瘤，但通常是良性的。

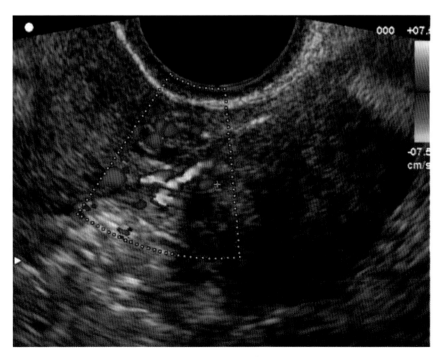

▲ 图 7-11　彩色多普勒超声显示子宫肌瘤与子宫相连的蒂部血流情况

经许可引自 Clough A and Khalaf Y. Ultrasonography of uterine fibroids. In: Rizk B (ed) *Ultrasonography in Reproductive Medicine and Infertility*. Cambridge, UK: Cambridge University Press; 2010, pp. 88-96.

六、规范的超声报告

超声记录肌瘤需注明肌瘤的大小和位置，尤其是肌瘤的这些特征对于治疗方案的选择有价值时[34]。准确测量肌瘤的大小很重要，因为它已被证明在预测子宫手术方式时很有用[35]。在 3 个相互垂直的平面上测量子宫和肌瘤的大小以确保测量的准确性。在整个超声检查过程中，每隔一段时间就要复查一次。定期测量肌瘤的大小，以确定肌瘤的生长速度是至关重要的。肌瘤的增长速度影响对其严重程度的判断。然后应记录每个子宫肌瘤的位置[36]。位置的确定要注意 2 个平面，在横切面与纵切面上综合判断肌瘤的位置。如果是带蒂肌瘤，则需要记录肌瘤蒂部附着于子宫的位置及肌瘤在盆腔中的位置。

遵循逻辑顺序的文字描述是医生传递有价值信息的有效方式。使用标准化的模板可以帮助进一步减少报告的混乱和错误，同时有助于审核报告及明确需要修改的部分。超声报告的顺序建议为临床病史、检查部位、超声发现的描述、超声发现的说明和超声结论。关于术语的使用，用像"轻微"这样模棱两可的语言来描述声像图，对临床医生来说是没有帮助的，因为这样的语言对超声发现的描述往往是不确切的。这样做可能意味着患者要进行不必要的实验室和影像学检查[37]。一位自信的医生必然能确定目前图像中是否存在病变。

七、结论

总的来说，获得良好的术前影像学资料是很重要的，这样才能为患者提供适当的治疗方案。否则，妇科医生将面临确定子宫肌瘤位置、大小及其与子宫内膜关系的问题，一旦有误就有可能导致患者未来怀孕时子宫破裂，并增加未来子宫肌瘤复发的风险[38]。黏膜下肌瘤患者的生育率低，因此适当的治疗对于这部分患者也很重要[39]。值得注意的是，研究证实肌瘤患者包括接受体外受精的肌瘤患者通过切除这些肌瘤，其受孕率和活产率都有改善[40]。未来的研究将致力于提升术前影像学的专业技术，包括研究妊娠合并子宫肌瘤，以及增强快速鉴别肌瘤和肉瘤的能力。

参 考 文 献

[1] Clough A and Khalaf Y. Ultrasonography of uterine fibroids. In: Rizk B (ed) *Ultrasonography in Reproductive Medicine and Infertility.* Cambridge, UK: Cambridge University Press; 2010, pp. 88–96.

[2] Allahbadia GN and Merchant R. Ultrasound imaging of uterine fibroids: Evaluation and management. In: Rizk B and Puscheck E (eds) *Ultrasonography in Gynecology.* Cambridge, UK: Cambridge University Press; 2015, pp. 122–31.

[3] Abuzeid MI and Joseph SK. Trans-vaginal ultrasound scan findings: Effect on treatment plan. In: Rizk B and Puscheck E (eds) *Ultrasonography in Gynecology.* Cambridge, UK: Cambridge University Press; 2015, pp. 80–93.

[4] Mcwilliams M and Chennathukuzhi V. Recent advances in uterine fibroid etiology. *Semin Reprod Med.* 2017;35(02):181–9.

[5] Williams AR. Uterine fibroids—What's new? *F1000Research.* 2017;6:2–6.

[6] De La Cruz MD and Buchanan EM. Uterine fibroids: Diagnosis and treatment. *Am Fam Physician.* 2017;95(2):100–7. Accessed August 17, 2019. https://pdfs.semanticscholar.org/2d01/22a7aec04a18ca89f3b6e2d02c7ad53d1228.pdf

[7] Liang B, Xie Y, Xu X, and Hu C. Diagnosis and treatment of submucous myoma of the uterus with interventional ultrasound. *Oncol Lett.* 2018;15:6189–94.

[8] Eze C, Odumeru E, Ochie K, Nwadike U, and Agwuna K. Sonographic assessment of pregnancy co-existing with uterine leiomyoma in Owerri, Nigeria. *Afr Health Sci.* 2013;13(2):453–60.

[9] Lucas VS, Burk RS, Creehan S, and Grap MJ. Utility of high-frequency ultrasound. *Plast Surg Nurs.* 2014;34(1):34–8.

[10] Sharma K, Bora MK, Venkatesh B et al. Role of 3D ultrasound and Doppler in differentiating clinically suspected cases of leiomyoma and adenomyosis of uterus. *J Clin Diagn Res.* 2015;9(4):8–12.

[11] Blaivas M. Chapter 22. Ultrasound evaluation of the pelvis. In: Belval B and Davis KJ (eds) *Critical Care Ultrasonography.* 2nd ed. New York, NY: McGraw-Hill Medical; 2013.

[12] Klibanov AL and Hossack JA. Ultrasound in radiology: From anatomic, functional, molecular imaging to drug delivery and image-guided therapy. *Investig Radiol.* 2015;50(9):657–70.

[13] El-Agwany A. Huge broad ligament fibroid with paracervical extension: A safe approach by same setting myomectomy before hysterectomy. *J Med Ultrasound.* 2018;26(1):45–7.

[14] Van Den Bosch T, Ameye L, Van Schoubroeck D, Bourne T, and Timmerman D. Intra-cavitary uterine pathology in women with abnormal uterine bleeding: A prospective study of 1220 women. *Facts Views Vis OBGYN.* 2015;7(1):17–24. Accessed August 19, 2019. https://www.ncbi.nlm.nih.gov/pmc/articles/PMC4402439/

[15] Donnez J and Dolmans M. Uterine fibroid management: From the present to the future. *Hum Reprod Update.* 2016;22(6):665–86.

[16] Mavrelos D, Naftalin J, Hoo W, Ben-Nagi J, Holland T, and Jurkovic D. Preoperative assessment of submucous fibroids by three-dimensional saline contrast sonohysterography. *Ultrasound Obstet Gynecol.* 2011;38(3):350–4.

[17] Laughlin-Tommaso SK, Hesley GK, Hopkins MR, Brandt KR, Zhu Y, and Stewart EA. Clinical limitations of the International Federation of Gynecology and Obstetrics (FIGO) classification of uterine fibroids. *Int J Gynecol Obstet.* 2017;139(2):143–8.

[18] Marci R, Marcucci I, Marcucci AA et al. Hysterosalpingocontrast sonography (HyCoSy):

Evaluation of the pain perception, side effects and complications. *BMC Med Imaging.* 2013;13(1):28.

[19] Jinhe R. Color Doppler ultrasound in uterine arterial embolization. *Open Med.* 2017;12(1):489–93.

[20] Krentel H, Cezar C, Becker S et al. From clinical symptoms to MR imaging: Diagnostic steps in adenomyosis. *BioMed Res Int.* 2017;2017:1–6.

[21] Vu K, Fast AM, Shaffer RK et al. Evaluation of the routine use of pelvic MRI in women presenting with symptomatic uterine fibroids: When is pelvic MRI useful? *J Magn Reson Imaging.* 2019;49(7):271–81.

[22] Maciel C, Tang YZ, Sahdev A, Madureira AM, and Morgado PV. Preprocedural MRI and MRA in planning fibroid embolization. *Diagn Interv Radiol.* 2017;23(2):163–71.

[23] Woźniak A and Woźniak S. Ultrasonography of uterine leiomyomas. *Menopausal Rev.* 2017;16(4):113–7.

[24] Khan A, Shehmar M, and Gupta J. Uterine fibroids: Current perspectives. *Int J Womens Health.* 2014;6:95–114.

[25] Vannuccini S and Petraglia F. Recent advances in understanding and managing adenomyosis. *F1000Research.* 2019;8:1–10.

[26] Li J, Chung JP, Wang S, Li T, and Duan H. The investigation and management of adenomyosis in women who wish to improve or preserve fertility. *BioMed Res Int.* 2018;2018(1):1–12.

[27] Leyendecker G, Bilgicyildirim A, Inacker M et al. Adenomyosis and endometriosis. Re-visiting their association and further insights into the mechanisms of auto-traumatisation. An MRI study. *Arch Gynecol Obstet.* 2014;291(4):917–32.

[28] Nijkang N P, Anderson L, Markham R, and Manconi F. Endometrial polyps: Pathogenesis, sequelae and treatment. *SAGE Open Med.* 2019;7:1–12.

[29] Omari EA, Varghese, T, and Kliewer MA. A novel saline infusion sonohysterography-based strain imaging approach for evaluation of uterine abnormalities in vivo. *J Ultrasound Med.* 2012;31(4):609–15.

[30] Kotdawala P, Kotdawala S, and Nagar N. Evaluation of endometrium in peri-menopausal abnormal uterine bleeding. *J Mid-Life Health.* 2013;4(1):16–21.

[31] Sayasneh A, Ekechi C, Ferrara L et al. The characteristic ultrasound features of specific types of ovarian pathology (Review). *Int J Oncol.* 2014;46(2):445–58.

[32] Chen I, Firth B, Hopkins L, Bougie O, Xie R, and Singh S. Clinical characteristics differentiating uterine sarcoma and fibroids. *JSLS.* 2018;22(1):1–6.

[33] Ciebiera M, Słabuszewska-Jóźwiak A, Zaręba K, and Jakiel G. A case of disseminated peritoneal leiomyomatosis after two laparoscopic procedures due to uterine fibroids. *Wideochir Inne Tech Maloinwazyjne.* 2017;1:110–4.

[34] Ahmad Zikri B, Sayed Aluwee S, Kato H et al. Magnetic resonance imaging of uterine fibroids: A preliminary investigation into the usefulness of 3D-rendered images for surgical planning. *SpringerPlus.* 2015;4(1):384–9.

[35] Baird D, Saldana T, Shore D, Hill M, and Schectman J. A single baseline ultrasound assessment of fibroid presence and size is strongly predictive of future uterine procedure: 8-year follow-up of randomly sampled premenopausal women aged 35–49 years. *Hum Reprod.* 2015;30(12):2936–44.

[36] Baird DD, Harmon QE, Upson K et al. A prospective, ultrasound-based study to evaluate risk factors for uterine fibroid incidence and growth: Methods and results of recruitment. *J*

Womens Health. 2015;24(11):907–15.

[37] Edwards H, Smith J, and Weston M. What makes a good ultrasound report? *Ultrasound.* 2013;22(1):57–60.

[38] Kim YJ, Kim KG, Lee SR, Lee SH, and Kang BC. Preoperative 3–dimensional magnetic resonance imaging of uterine myoma and endometrium before myomectomy. *J Minim*

Invasive Gynecol. 2017;24(2):309–14.

[39] Purohit P and Vigneswaran K. Fibroids and infertility. *Curr Obstet Gynecol Rep.* 2016; 5(2):81–8.

[40] Guo XC and Segars JH. The impact and management of fibroids for fertility. *Obstet Gynecol Clin North Am.* 2012;39(4):521–33.

第8章 子宫肌瘤术前影像：磁共振成像

Fibroid Preoperative Imaging: Magnetic Resonance Imaging

Linda C. Chu   Mounes Aliyari Ghasabeh   Ihab R. Kamel   著

代卫斌 **译**   李秀琴 **校**

一、概述

子宫肌瘤，通常被称为纤维瘤，是由平滑肌和纤维结缔组织组成的良性肿瘤[1]，子宫肌瘤是最常见的妇科肿瘤，50岁以下女性患病率为70%～80%[2]。子宫肌瘤的患病率随着年龄的增长而增加[2-5]。非洲裔美国妇女的患病率更高[2-5]。许多子宫肌瘤患者不伴有临床症状，这些肌瘤是在体检或影像学检查时偶然发现的[2]。然而，子宫肌瘤可提高某些疾病的发病率，包括功能失调性子宫出血、缺铁性贫血、盆腔疼痛和压痛及不孕症[6]。

虽然超声检查（US）是疑似子宫肌瘤患者首选的影像学检查，但磁共振成像是子宫肌瘤检测和定位最准确的成像方式。与超声相比，磁共振成像具有更高的组织对比分辨率，这在肌瘤的定位和分类中非常重要，磁共振成像也可用于诊断其他并发的盆腔疾病。因此，磁共振成像是制订最佳治疗方案和术前计划的首选成像方式。本章回顾了磁共振成像在子宫肌瘤术前成像中的应用。

二、磁共振成像技术

盆腔磁共振成像采用标准相控阵表面线圈。在笔者所在机构，他们的方案包括矢状面和轴面的 T_2 加权序列、三维（3D） T_2 加权序列、轴面快速自旋回波 T_1 加权序列、轴面扩散加权序列，以及轴面和矢状面动态增强前、后的梯度回波序列脂肪抑制成像。T_2 加权图像对于显示子宫肌瘤的解剖轮廓及其与子宫内膜、肌层和浆膜表面的关系至关重要。因为子宫可能在盆腔内是倾斜位的，3D T_2 加权序列可以多平面重建，有助于了解解剖结构。T_1 加权图像有无脂肪饱和，有助于区分附件疾病中有特征性的脂肪和血液成分。对比剂增强前、后脂肪抑制图像用于确定平滑肌瘤的强化程度，这对预测子宫动脉栓塞术（uterine artery embolization，UAE）的治疗效果很重要。选择性磁共振血管造影术便于子宫肌瘤血液供应的显示，有助于 UAE 的术前规划。

三、子宫肌瘤的 MRI 表现及鉴别诊断

子宫肌瘤通常表现为界限清楚的肿块，相对于正常子宫肌层呈 T_2 低信号。对比剂增强表现不同，可以表现为均匀强化、不均匀强化或轻微强化（图 8-1）[7, 8]。子宫肌瘤偶见变性，影像学表现不典型。病灶内有营养不良性钙化、透明变性的，表现为 T_2 低信号。囊性或黏液样变性表现为 T_2 高信号，对比增强扫描没有强化（图 8-2）[7, 9, 10]。红色变性是指出血性梗死，与妊娠和口服避孕药有关，这些肌瘤显示弥漫性或边缘 T_1 高信号（图 8-3）[11]。

子宫肌瘤的鉴别诊断包括平滑肌肉瘤和子宫腺肌病。子宫平滑肌肉瘤很罕见，在因子宫肌瘤而接受肌瘤切除术或子宫切除术的患者中，发现率为 0.23%～0.49%[12, 13]。平滑肌肉瘤的患病率随着年龄的增长而增加，在子宫切除术标本中平滑肌肉瘤发病率可高达 1.7%[13]。大多数子宫平滑肌肉瘤被认为起源于子宫肌层或子宫血管周围的结缔组织，已有子宫肌瘤恶变的文献报道[14]。许多影像学特征可以区分平滑肌肉瘤和子宫肌瘤，包括肿瘤较大、侵袭性特征、快速生长（尤其在绝经后妇女中）、T_2 高信号、T_1 高信号（出血）、表观扩散系数（ADC 值）减低（肿瘤细胞致密）、边缘结节状和伴有中央坏死的不均匀强化（图 8-4）[7, 14-18]。然而，由于平滑肌肉瘤比子宫肌瘤少见，表现出"可疑"特征的肌层内肿块更可能是非典型子宫肌瘤，而不是平滑肌肉瘤。目前，还没有一种成像技术能够可靠地将平滑肌肉瘤与子宫肌瘤区分开[6, 14, 15]。

子宫肌瘤的鉴别诊断还包括子宫腺肌病，其特征是异位子宫内膜腺体和间质延伸至子宫肌层，并伴有邻近子宫肌层增厚[19-21]。根据研究人群，子宫腺肌病的患病率为 14%～66%[21]。子宫腺肌病可导致结合带弥漫性增厚，或者表现为与结合带分界不清、局灶性的 T_2 低信号肿块（图 8-5）[20]。病灶边界不清、与结合带毗邻有助于区分子宫腺肌病和子宫肌瘤。

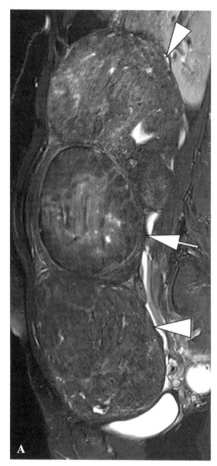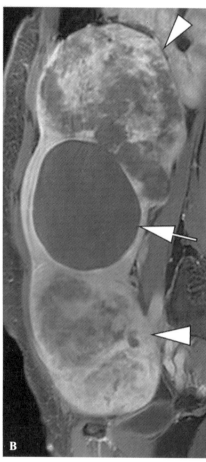

◀ 图 8-1 41 岁女性患者，有腹部包块病史

A. 腹部和盆腔 MR 矢状位 T_2WI 显示一个巨大的子宫肌瘤，伴有肌壁间肌瘤（FIGO 4 型，箭）和浆膜下子宫肌瘤（FIGO 5 型，箭头）。B. 腹部和盆腔 MR 矢状位 T_1WI 增强后显示肌壁间肌瘤无强化（箭），浆膜下肌瘤有不均匀强化（箭头）

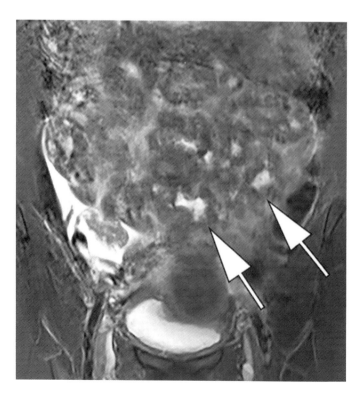

◀ 图 8-2 42 岁女性患者，有子宫肌瘤病史

子宫切除标本上发现多个变性肌瘤。冠状位 T_2WI 显示子宫增大，有多发 T_2 低信号肿块，中央呈 T_2 高信号（箭），与变性肌瘤相一致

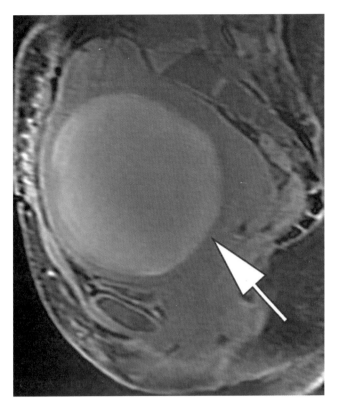

◀ 图 8-3　**40 岁女性患者，有子宫肌瘤病史**

矢状面 T_1WI 脂肪抑制像显示子宫肌层肿块内有 T_1 高信号（箭），与子宫肌瘤伴出血的红色变性相一致

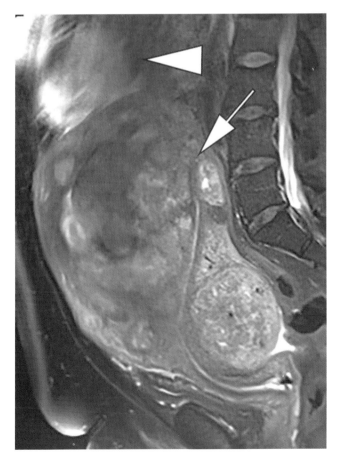

◀ 图 8-4　**54 岁女性患者，有绝经后出血史**

矢状面 T_2WI 显示子宫增大，并被许多不均质肿块取代。在子宫前壁有一个明显的壁内肿块，T_2 信号不均匀（箭），在底部有一个带蒂的浆膜下 T_2 高信号肿块（箭头）。患者接受子宫切除术，显示子宫平滑肌肉瘤

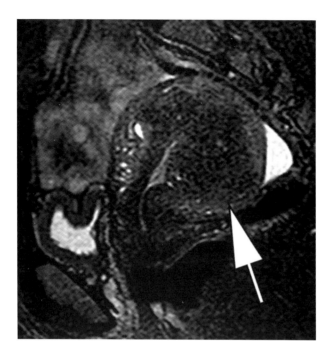

◀ 图 8-5　45 岁女性患者，有盆腔疼痛史

盆腔矢状面 T$_2$WI 显示子宫后壁结合带增厚，边界不清，符合子宫腺肌病（箭）

四、子宫肌瘤的分类及其治疗意义

子宫肌瘤的临床表现多样，取决于肌瘤的大小、数量和位置。子宫肌瘤根据其与子宫内膜和子宫外轮廓的关系分为黏膜下、肌壁内和浆膜下肌瘤。月经期大量出血和经期疼痛是最常见的症状，可由引起宫腔扭曲变形的黏膜下肌瘤[22]和大的肌壁间肌瘤[23]引起。大多数症状可能与肌瘤大小有关，通常发生于浆膜下带蒂肌瘤和大的肌壁间肌瘤[24]。肌瘤对妊娠的负面影响由位置和大小决定，黏膜下和较大（大于 5cm）的肌壁间肌瘤具有最高的胎盘植入风险和较高的自然流产风险[25, 26]。

无症状的子宫肌瘤不需要任何治疗。症状性肌瘤的治疗方法依赖于准确的定位和治疗前标测。磁共振成像在治疗前标测方面优于超声，尤其是在子宫较大的患者或多发性子宫肌瘤患者中[27]。与超声相比，磁共振成像在检测子宫腔异常和黏膜下肌瘤成分方面也更一致[28]。然而，放射科医生使用什么标准进行肌瘤定位及如何报告这些发现，仍存在较大差异。2011 年，国际妇产科联盟（FIGO）提出了一个分类系统，以规范异常子宫出血原因的报告。它包括区分黏膜下肌瘤和其他肌瘤的亚分类系统（表 8-1），因为前者更可能与异常子宫出血有关[29, 30]。黏膜下肌瘤分为 3 种类型，即腔内带蒂肌瘤（0 型）、肌壁内受累 < 50% 的黏膜下肌瘤（1 型）和肌壁间部分 ≥ 50% 的黏膜下肌瘤（2 型）（图 8-6 和图 8-7）。其他平滑肌瘤包括肌壁间肌瘤、浆膜下肌瘤、宫

颈肌瘤和寄生性肌瘤。3 型是指 100% 位于肌壁间但与子宫内膜接触的肌瘤（图 8-7）。4 型肌瘤完全位于肌壁内（图 8-1）。5 型和 6 型肌瘤是指浆膜下肌瘤，分别有 50% 或更多的肌壁间部分和＜ 50% 的肌壁间部分（图 8-1 和图 8-7）。7 型指浆膜下带蒂肌瘤，8 型指与子宫肌层无关的肌瘤，如宫颈肌瘤或寄生性肌瘤。黏膜下＜ 50% 和浆膜下＜ 50% 的混合型肌瘤被命名为 2-5 型（图 8-8）[29, 30]。

表 8-1　国际妇产科联盟（FIGO）子宫肌瘤分类

分　类	类　型	Criteria
黏膜下层	0	子宫腔内带蒂
	1	肌壁间部分＜ 50%
	2	肌壁间部分≥ 50%
其他	3	与子宫内膜接触；100% 位于肌壁内
	4	肌壁间
	5	浆膜下肌瘤，肌壁间部分≥ 50%
	6	浆膜下肌瘤，肌壁间部分＜ 50%
	7	带蒂浆膜下肌瘤
	8	其他（如宫颈肌瘤、寄生性肌瘤）
混合型平滑肌瘤（累及子宫内膜和浆膜）	2-5	同时突向黏膜下和浆膜下，凸出部分分别小于肌瘤直径的一半

引自 Munro MG, Critchley HO, Broder MS, Fraser IS; FIGO Working Group on Menstrual Disorders. *Int J Gynaecol Obstet.* 2011; 113（1）: 3-13; Munro MG, Critchley HO, Fraser IS; FIGO Menstrual Disorders Working Group.Fertil Steril.2011; 95（7）: 2204-8, 8.el-3

　　术前磁共振成像结合肌瘤的标准化报告和分类，给手术入路和术前计划提供最佳选择（表 8-2）。磁共振成像报告应提供子宫的整体大小和肌瘤的大致数量。该报告应详细描述有或无黏膜下的肌瘤，因为这种定位是选择治疗方法的关键。应该包括对比剂增强的强化程度，是 UAE 术前计划的一个重要因素，还应包括任何侵犯性特征或并存的其他盆腔疾病（如子宫腺肌病、附件包块）。

　　子宫切除术是子宫肌瘤最明确的治疗方法。子宫肌瘤切除术、子宫动脉栓塞术和磁共振引导聚焦超声是子宫切除术的替代方法 [6, 31]。根据肌瘤的大小、数量和位置，可以采用宫腔镜、腹腔镜和开放手术进行子宫肌瘤切除术。宫腔镜子宫肌瘤切除术被视

为腔内肌瘤（0 型）的一线保守手术治疗。直径达 4～5cm 的黏膜下肌瘤（0 型、1 型和
2 型）可由经验丰富的外科医生在宫腔镜下切除[6, 31]。

　　UAE 是治疗症状性子宫肌瘤的替代保守疗法。除了大小和位置之外，磁共振成像

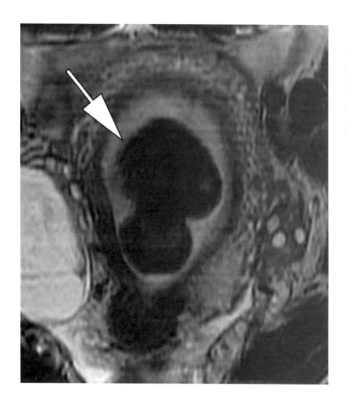

◀ 图 8-6　29 岁女性患者，有子宫肌瘤病史

盆腔轴面 T₂WI 显示子宫内膜腔内有一个分叶状的 T₂ 低信号肿块，与子宫腔内肌瘤（FIGO 0 型）一致

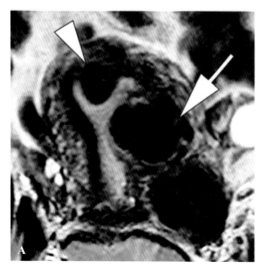 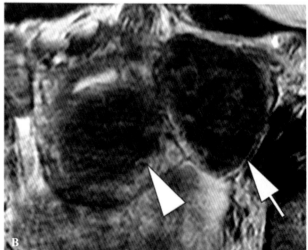

▲ 图 8-7　44 岁女性患者，有子宫肌瘤病史

A. 盆腔冠状位 T₂WI 显示 2 个黏膜下肌瘤，1 个肌瘤的肌壁内部分少于 50%（FIGO 1 型，箭头），1 个肌瘤的肌壁内部分多于 50%（FIGO 2 型，箭）；B. 盆腔 MR 在盆底水平的轴面 T₂WI 显示另外的肌瘤，1 个肌壁间肌瘤伴子宫内膜接触（FIGO 3 型，箭头），1 个浆膜下肌瘤肌壁内部分少于 50%（FIGO 6 型，箭）

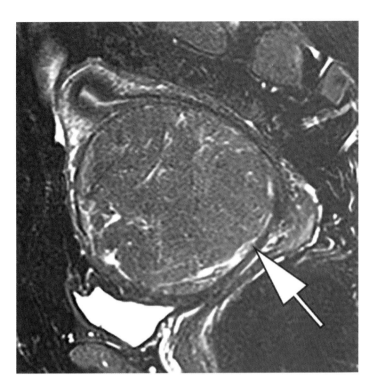

◀ 图 8-8 35 岁女性患者，有功能失调性子宫出血史

盆腔的矢状位 T_2WI 显示肌壁间肌瘤，包括黏膜下和浆膜下部分（FIGO 2-5 型，箭）

表 8-2 子宫肌瘤磁共振报告模板

发现：

子宫：测量 _____ cm

子宫肌瘤的数量：_____

无黏膜下部分的最大肌瘤：

1. _____cm［FIGO 类型］纤维瘤在［位置］具有［无、最小、中等或显著］对比增强［包括任何侵袭性特征］

有黏膜下部分的最大肌瘤：

1. _____cm［FIGO 类型］纤维瘤在［位置］具有［无、最小、中等或显著］对比增强。大约 _____% 的黏膜下部分［包括任何侵犯性特征］

子宫内膜：测量 _____mm

结合带：测量 _____mm

子宫颈：

阴道：

卵巢：

其他：

的特征表现对于选择适当的患者和术前计划也很重要。增强扫描的强化程度是预测成功的重要因素。术前增强扫描未强化的子宫肌瘤（图 8-1）血供已经断流，UAE 治疗不太可能有效[38, 39]。宫颈肌瘤有一个替代的血液供应，在 UAE 后也可能不会引起断流[40]。患有这些子宫肌瘤的患者可能不会从 UAE 获益，应考虑其他替代治疗方法。

带蒂浆膜下肌瘤患者通常禁用动脉栓塞，因为有潜在的颈部坏死和脱落风险。许多研究表明，在接受带蒂浆膜下肌瘤动脉栓塞治疗的患者中，并发症的发生率并没有增加[32-34]。然而，测量带蒂浆膜下肌瘤的蒂部直径有助于指导介入医生治疗[35]。子宫动脉栓塞后，黏膜下肌瘤可变为宫腔内，已在高达50%的病例中观察到[36]。术前磁共振成像可以通过测量子宫内膜界面的大小相对于子宫肌瘤的大小来评估风险[37]。

五、结论

磁共振成像是子宫肌瘤制定术前计划的首选方式，因为它在描述肌瘤的数量、大小和位置方面优于超声。标准化的分类和报告系统为选择最合适的治疗方法和预测治疗成功提供了重要信息。

参 考 文 献

[1] Prayson RA and Hart WR. Pathologic considerations of uterine smooth muscle tumors. *Obstet Gynecol Clin North Am*. 1995;22(4):637–57.

[2] Baird DD, Dunson DB, Hill MC, Cousins D, and Schectman JM. High cumulative incidence of uterine leiomyoma in black and white women: Ultrasound evidence. *Am J Obstet Gynecol*. 2003;188(1):100–7.

[3] Borgfeldt C and Andolf E. Transvaginal ultrasonographic findings in the uterus and the endometrium: Low prevalence of leiomyoma in a random sample of women age 25–40 years. *Acta Obstet Gynecol Scand*. 2000;79(3):202–7.

[4] Marshall LM, Spiegelman D, Barbieri RL et al. Variation in the incidence of uterine leiomyoma among premenopausal women by age and race. *Obstet Gynecol*. 1997;90(6):967–73.

[5] Stewart EA, Cookson CL, Gandolfo RA, and Schulze–Rath R. Epidemiology of uterine fibroids: A systematic review. *BJOG*. 2017;124(10):1501–12.

[6] Vilos GA, Allaire C, Laberge PY et al. The management of uterine leiomyomas. *J Obstet Gynaecol Can*. 2015;37(2):157–78.

[7] Murase E, Siegelman ES, Outwater EK, Perez–Jaffe LA, and Tureck RW. Uterine leiomyomas: Histopathologic features, MR imaging findings, differential diagnosis, and treatment. *Radiographics*. 1999;19(5):1179–97.

[8] Hricak H, Tscholakoff D, Heinrichs L et al. Uterine leiomyomas: Correlation of MR, histopathologic findings, and symptoms. *Radiology*. 1986;158(2):385–91.

[9] Okizuka H, Sugimura K, Takemori M, Obayashi C, Kitao M, and Ishida T. MR detection of degenerating uterine leiomyomas. *J Comput Assist Tomogr*. 1993;17(5):760–6.

[10] Bolan C and Caserta MP. MR imaging of atypical fibroids. *Abdom Radiol (NY)*. 2016;41 (12):2332–49.

[11] Nakai G, Yamada T, Hamada T et al. Pathological findings of uterine tumors

preoperatively diagnosed as red degeneration of leiomyoma by MRI. *Abdom Radiol (NY).* 2017;42(7):1825–31.

[12] Parker WH, Fu YS, and Berek JS. Uterine sarcoma in patients operated on for presumed leiomyoma and rapidly growing leiomyoma. *Obstet Gynecol.* 1994;83(3):414–8.

[13] Leibsohn S, d'Ablaing G, Mishell DR, and Schlaerth JB. Leiomyosarcoma in a series of hysterectomies performed for presumed uterine leiomyomas. *Am J Obstet Gynecol.* 1990;162(4):968–74; discussion 74–6.

[14] Kaganov H, Ades A, and Fraser DS. Preoperative magnetic resonance imaging diagnostic features of uterine leiomyosarcomas: A systematic review. *Int J Technol Assess Health Care.* 2018;34(2):172–9.

[15] Kubik–Huch RA, Weston M, Nougaret S et al. European Society of Urogenital Radiology (ESUR) Guidelines: MR imaging of leiomyomas. *Eur Radiol.* 2018;28(8):3125–37.

[16] Lakhman Y, Veeraraghavan H, Chaim J et al. Differentiation of uterine leiomyosarcoma from atypical leiomyoma: Diagnostic accuracy of qualitative MR imaging features and feasibility of texture analysis. *Eur Radiol.* 2017;27(7):2903–15.

[17] Tanaka YO, Nishida M, Tsunoda H, Okamoto Y, and Yoshikawa H. Smooth muscle tumors of uncertain malignant potential and leiomyosarcomas of the uterus: MR findings. *J Magn Reson Imaging.* 2004;20(6):998–1007.

[18] Goto A, Takeuchi S, Sugimura K, and Maruo T. Usefulness of Gd–DTPA contrast–enhanced dynamic MRI and serum determination of LDH and its isozymes in the differential diagnosis of leiomyosarcoma from degenerated leiomyoma of the uterus. *Int J Gynecol Cancer.* 2002;12(4):354–61.

[19] Sudderuddin S, Helbren E, Telesca M,

Williamson R, and Rockall A. MRI appearances of benign uterine disease. *Clin Radiol.* 2014;69(11):1095–104.

[20] Outwater EK, Siegelman ES, and Van Deerlin V. Adenomyosis: Current concepts and imaging considerations. *AJR Am J Roentgenol.* 1998;170(2):437–41.

[21] Vercellini P, Viganò P, Somigliana E, Daguati R, Abbiati A, and Fedele L. Adenomyosis: Epidemiological factors. *Best Pract Res Clin Obstet Gynaecol.* 2006;20(4):465–77.

[22] Puri K, Famuyide AO, Erwin PJ, Stewart EA, and Laughlin–Tommaso SK. Submucosal fibroids and the relation to heavy menstrual bleeding and anemia. *Am J Obstet Gynecol.* 2014;210(1):38.e1–7.

[23] Wegienka G, Baird DD, Hertz–Picciotto I et al. Self–reported heavy bleeding associated with uterine leiomyomata. *Obstet Gynecol.* 2003;101(3):431–7.

[24] Wu CQ, Lefebvre G, Frecker H, and Husslein H. Urinary retention and uterine leiomyomas: A case series and systematic review of the literature. *Int Urogynecol J.* 2015;26(9):1277–84.

[25] Oliveira FG, Abdelmassih VG, Diamond MP, Dozortsev D, Melo NR, and Abdelmassih R. Impact of subserosal and intramural uterine fibroids that do not distort the endometrial cavity on the outcome of in vitro fertilization–intracytoplasmic sperm injection. *Fertil Steril.* 2004;81(3):582–7.

[26] Laughlin–Tommaso SK. Alternatives to hysterectomy: Management of uterine fibroids. *Obstet Gynecol Clin North Am.* 2016;43(3):397–413.

[27] Dueholm M, Lundorf E, Hansen ES, Ledertoug S, and Olesen F. Accuracy of magnetic resonance imaging and transvaginal ultrasonography in the diagnosis, mapping, and measurement of uterine

myomas. *Am J Obstet Gynecol.* 2002;186(3):409–15.

[28] Dueholm M, Lundorf E, Sørensen JS, Ledertoug S, Olesen F, and Laursen H. Reproducibility of evaluation of the uterus by transvaginal sonography, hysterosonographic examination, hysteroscopy and magnetic resonance imaging. *Hum Reprod.* 2002;17(1):195–200.

[29] Munro MG, Critchley HO, Broder MS, Fraser IS; FIGO Working Group on Menstrual Disorders. FIGO classification system (PALM–COEIN) for causes of abnormal uterine bleeding in nongravid women of reproductive age. *Int J Gynaecol Obstet.* 2011;113(1):3–13.

[30] Munro MG, Critchley HO, Fraser IS; FIGO Menstrual Disorders Working Group. The FIGO classification of causes of abnormal uterine bleeding in the reproductive years. *Fertil Steril.* 2011;95(7):2204–8, 8.e1–3.

[31] American College of Obstetricians and Gynecologists. ACOG practice bulletin. Alternatives to hysterectomy in the management of leiomyomas. *Obstet Gynecol.* 2008;112(2 Pt 1):387–400.

[32] Margau R, Simons ME, Rajan DK et al. Outcomes after uterine artery embolization for pedunculated subserosal leiomyomas. *J Vasc Interv Radiol.* 2008;19(5):657–61.

[33] Smeets AJ, Nijenhuis RJ, Boekkooi PF et al. Safety and effectiveness of uterine artery embolization in patients with pedunculated fibroids. *J Vasc Interv Radiol.* 2009;20(9):1172–5.

[34] Kim YS, Han K, Kim MD et al. Uterine artery embolization for pedunculated subserosal leiomyomas: Evidence of safety and efficacy. *J Vasc Interv Radiol.* 2018;29(4):497–501.

[35] Deshmukh SP, Gonsalves CF, Guglielmo FF, and Mitchell DG. Role of MR imaging of uterine leiomyomas before and after embolization. *Radiographics.* 2012;32(6):E251–81.

[36] Radeleff B, Eiers M, Bellemann N et al. Expulsion of dominant submucosal fibroids after uterine artery embolization. *Eur J Radiol.* 2010;75(1):e57–63.

[37] Verma SK, Bergin D, Gonsalves CF, Mitchell DG, Lev–Toaff AS, and Parker L. Submucosal fibroids becoming endocavitary following uterine artery embolization: Risk assessment by MRI. *AJR Am J Roentgenol.* 2008;190(5):1220–6.

[38] Nikolaidis P, Siddiqi AJ, Carr JC et al. Incidence of nonviable leiomyomas on contrast materialenhanced pelvic MR imaging in patients referred for uterine artery embolization. *J Vasc Interv Radiol.* 2005;16(11):1465–71.

[39] Harman M, Zeteroğlu S, Arslan H, Sengül M, and Etlik O. Predictive value of magnetic resonance imaging signal and contrast–enhancement characteristics on post–embolization volume reduction of uterine fibroids. *Acta Radiol.* 2006;47(4):427–35.

[40] Kim MD, Lee M, Jung DC et al. Limited efficacy of uterine artery embolization for cervical leiomyomas. *J Vasc Interv Radiol.* 2012;23(2):236–40.

第 9 章　干预措施
Interventional Procedures

Kristin Patzkowsky　著

黄陆荣　译　　蒋清清　校

一、概述

替代性治疗，如子宫动脉栓塞（UAE）、磁共振引导聚焦超声（MRgFUS）和射频消融（radiofrequency ablation，RFA），对于不愿手术、不能耐受手术和（或）希望保留子宫的子宫肌瘤患者来说，可以是很好的选择。若明确手术适应证，选择适当手术会给肌瘤患者带来积极的效果。与任何干预治疗一样，根据子宫肌瘤的大小和特征，每个手术都有其适应证。每个患者的子宫肌瘤的症状和治疗目标都是独一无二的。当了解了患者的治疗期望时，这些因素必须仔细考虑。值得注意的是，对有生育要求的患者而言，这些干预措施是相对禁忌证。

UAE 于 1995 年首次被用于子宫肌瘤的治疗，此后被广泛应用。许多关于 UAE 的研究已经发表。相对于 UAE，RFA 和 MRgFUS 仍处于起步阶段，科研结果并没有那么完善。

二、子宫动脉栓塞术

子宫动脉栓塞，有时也会被称为子宫肌瘤栓塞（uterine fibroid embolization，UFE），是一种典型的放射介入学或血管外科手术。永久性栓塞剂用于阻断子宫动脉和（或）滋养子宫肌瘤的单个分支。正常子宫组织由于侧支循环而使子宫从缺血损伤中恢复，但子宫肌瘤首先受到影响，导致不可逆的缺血性损伤、坏死，最终导致子宫肌瘤的永久缩小。

（一）具体操作

局部麻醉或轻度清醒镇静下动脉穿刺，最常见的是通过腹股沟的股动脉或手腕的桡动脉进行穿刺。在透视引导下，导管通过动脉接入点到达子宫动脉，使用 200～500μm 的聚乙烯醇（PVA）颗粒栓塞子宫动脉，直到完全栓塞子宫肌瘤的营养动脉。PVA 颗粒是最常用的栓塞剂，但其他药物（如三丙烯明胶或聚苯 –F 水凝胶微球）具有同等效果[1]。这一手术约需要 1h，通常可以在门诊完成，尽管为了镇痛可能需要留院观察一个晚上。镇痛药平均需要使用 4～7 天，大多数患者在 1～2 周内恢复正常活动。

（二）短期疗效

加拿大安大略省有一项关于子宫动脉栓塞的前瞻性单臂试验，8 个医疗中心的 11 名放射介入科医生对 538 名女性实施 UAE[2,3]。症状包括月经过多、盆腔疼痛和全身症状。参与者的平均年龄为 43 岁（19—56 岁），30% 有生育要求。双侧 UAE 成功率 97%，14 例（2.5%）单侧 UAE 中，3 例（0.5%）失败。平均手术时间 61min。术后 3 个月进行电话随访，随访率 96%。86% 的患者在术后 3 个月行彩超检查，35% 的中位子宫体积减少和 42% 的子宫肌瘤显著缩小。平均经期从 7.6 天减少至 5.4 天，每日卫生棉使用量的中位数显著下降。据报道，83% 的月经过多患者经量有所改善，高达 77% 痛经和 86% 尿频 / 尿急症状有所缓解。术后 3 个月 91% 的患者对手术满意。

（三）远期疗效与再干预

一项关于 UAE 的回顾性研究数据显示子宫肌瘤可缩小 30%～46%[4]。迄今为止 UAE 最长的随访研究是 EMMY 试验，进行了长达 10 年的随访[5]。这项研究包括 28 家荷兰医院，有症状的需行子宫切除术的子宫肌瘤患者被随机分为 UAE 组和子宫切除组。共纳入 177 例患者，其中 89 例随机分到 UAE 组，88 例接受子宫切除。平均随访时间 133 个月，患者平均年龄 57 岁，随访率为 84%。只有 31% 患者 UAE 手术成功，35% 的患者需进一步行子宫切除术。两组患者的生活质量均有所改善，且随着时间推移保持稳定。UAE 组 78%、子宫切除组 87% 患者对手术满意。

2 年内，60%～80% 的患者重度失血改善，77%～85% 的患者痛经改善[3,6]，但还有许多相关症状未得到研究。在 EMMY 试验中，UAE 组和子宫切除组在 2 年内的症状改善率相当，尽管其他研究没有显示出相关症状的显著改善[6-8]。

再干预率取决于随访时间和患者的最初表现。在EMMY试验的5年和10年随访中，约30%的患者进一步接受了子宫切除术。4个随机对照试验进行的Meta分析在5年随访中得出相似的数据[9]。那些子宫较大和肌瘤较大的患者治疗失败的风险较高[10, 11]。接近5%患者仅行单侧子宫动脉栓塞术，而后者一直被认为是治疗失败的危险因素。预测单侧子宫动脉栓塞的影响因素包括解剖学差异、动脉痉挛和术前促性腺激素释放激素（GnRH）激动剂的使用。

（四）风险

术后疼痛发生率随着子宫肌瘤栓塞体积的增加而增加。多达10%的患者可能需要重新入院接受镇痛治疗[9]。在接受UAE治疗的患者中，约10%的患者出现栓塞症状，包括发热、白细胞计数增多、疼痛、恶心和无力[9]。症状通常是轻微且具有自限性，并只需要支持性护理。黏膜下子宫肌瘤栓塞后发生子宫内膜炎更为常见（0.5%），20%的患者术后阴道分泌物增多，持续长达6个月[12]。卵巢功能衰退与手术时的年龄直接相关，年龄超过45岁患者更容易发生。其他罕见但严重的并发症有子宫坏死、肌瘤坏死继发的脓毒血症、栓塞颗粒迁移而导致的非预期的（下肢、臀）坏死或肺栓塞[13-15]。

（五）妊娠结局

在病例报告和观察性研究中阐述了UAE后的妊娠结局。2010年荷马和萨里多根的一项Meta分析详细介绍了UAE后227例患者妊娠结局，并与年龄和肌瘤位置相匹配的妊娠合并子宫肌瘤进行比较[16]。UAE后妊娠的流产率为35%，而妊娠合并子宫肌瘤的流产率为16%（OR=2.8，95%CI 2.0～3.8）。UAE后妊娠后剖宫产率（66% vs.48.5% OR=2.1%，95%CI 1.4～2.9）和产后出血率更高（13.9% vs. 2.5%；OR=6.4，95%CI 3.5～11.7）。在早产、宫内生长受限或胎儿畸形方面没有明显差异。其他产科结局的差异性统计需进一步研究。

三、磁共振引导聚焦超声治疗

MRgFUS是一种由介入放射学进行的手术，通过聚焦坏死的方式治疗子宫肌瘤。

MRgFUS 能够靶向治疗子宫肌瘤，而不是像 UAE 一样作用全子宫。靶向子宫肌瘤治疗的一个公认好处是对卵巢组织没有影响，也没有卵巢功能衰竭的风险。但是采用 MRgFUS 治疗，每个肌瘤都必须单独处理，故肌瘤的大小和数量自然受到限制，若手术选择不合理，手术过程可能很漫长。

MRgFUS 于 2004 年被美国食品药品管理局批准在美国使用。这一手术与 UAE 相比运用较少，可能受多因素影响，包括严格的筛选标准、冗长的程序和成本。

（一）具体操作

患者俯卧在 MRgFUS 专门的检查床［如 ExAblate（InSightec，Haifa，Israel）］上，静脉清醒镇静。检查床上有一个超声波换能器（频率范围 1～1.5MHz）内置在磁共振机上。由于超声波不能通过空气，腹部需浸没在水中，或者在患者和换能器之间放置超声波凝胶垫。磁共振成像用于显示子宫肌瘤和周围结构。相控阵换能器将超声脉冲的热能传递到指定的点，称为声波处理。磁共振成像提供实时热反馈，操作者能够调整功率以达到预期的组织效果，一般 65～85℃能够达到凝固性坏死。每个超声波面积约 0.5cm³，如豆子大小。因此，治疗单发子宫肌瘤需要多次声波或不止一次治疗。一些研究支持平均手术时长为 3～4h [17-19]。用 GnRH 激动剂缩小子宫肌瘤体积是减少使用声波数量的有效手段，也可能增强某些类型子宫肌瘤的治疗效果 [20, 21]。治疗后，采用增强 MRI 评估组织血管离断的数量，这种测量称为非灌注体积（nonperfused volume，NPV），即治疗后切断血流后组织体积作为基线。与基线相比，NPV 越大，诱导坏死的区域越大。MRgFUS 的有效性与 NPV 相关。

（二）短期疗效

如前所述，NPV 与疗效直接相关，预处理信号强度也是如此。子宫肌瘤根据预处理 T_2 加权图像的信号强度分为 1 型、2 型或 3 型子宫肌瘤，1 型具有与骨骼肌相当的低强度图像，2 型强度低于肌层但高于骨骼肌，3 型图像强度高于或等于周围肌层。3 型子宫肌瘤可能因为细胞密度增加对 MRgFUS 反应最小 [17-19]。

术后 3 个月子宫肌瘤大小和症状改善最显著 [17, 19]。Funaki 等的一项研究中对 91 名 MRgFUS 后 24 个月的日本女性进行随访，评估症状严重程度评分和再次成像。术后 6 个月，1 型和 2 型肌瘤体积缩小 36.5%，术后 24 个月体积缩小 39.5%。3 型肌瘤在术后 6 个月时未缩小（–9.1±44.8%，n=9）。

Stewart 等的研究专注于症状严重程度对生活质量影响的评估，术后6个月和12个月，71%和51%的参与者生活质量达到了目标效果。同样，在6个月和12个月的时间点，症状严重程度评分改善了39%和36%。

（三）长期疗效与再干预

研究发现长期成效和再次干预的评估差异较大，这不足为奇，因为结局的评估取决于子宫肌瘤的体积、NPV%和类型。Fuanki等2年内的研究报道显示，1型和2型子宫肌瘤的再干预率为14%，3型子宫肌瘤的再干预率为22%。

Stewart 等在2007年的研究中说明了NPV对临床结果的影响，其中高NPV组在持续长达24个月随访中症状严重程度评分有更大的改善[22]。在高NPV组和低NPV组接受额外治疗女性人数也有显著的统计学差异，其中高NPV接受额外治疗子宫肌瘤的概率降低。

Quinn 等于2014年发表的一项队列研究显示，MRgFUS术后随访280名女性长达5年[21]。术后3年239名女性的随访率为75%，术后5年180名女性的随访率为87%。NPV对治疗结局和再干预也有类似影响。整体再干预率3年内为43%，5年内为60%。当按NPV%分组时，0%～25% NPV组在3年和5年再干预率分别为63%和66%；25%～50% NPV组在3年和5年分别为40%和63%；大于50%NPV组在3年和5年分别为35%和50%。本研究还显示了增加子宫肌瘤信号强度与更高的再干预需求之间的关系，这种子宫肌瘤类型，由于细胞密度较高，可以实现较低的NPV。

值得注意的是，因为安全问题，FDA最初将手术时间限制在3h内。这一时间限制了早期治疗的完成和成功。当手术被认为是安全时，时间限制就取消了，就可以获得更大的NPV。NPV的增加使得手术者经验增加，从而获得更好的结果，并降低了再干预率。

（四）风险

MRgFUS容易耐受，总体不良反应低[19, 21]。大多数女性在手术过程中有轻至中度疼痛，持续约5天。轻微并发症包括尿路感染、尿潴留、阴道出血、一过性臀部疼痛和发热。严重的并发症是罕见的，包括肌瘤排出、皮肤烧伤和神经病变。热损伤辐射周围内脏或神经是一种重要但罕见的并发症。超声波能量集中在子宫肌瘤上，然而，较低水平的能量同时传递到目标的前后方。比如，骶神经麻痹被描述发生在聚焦超声治疗骨盆骨骼附近的子宫肌瘤[21]。因此，术者必须制订一条干净的路径到达目标肌瘤，将风险降至最低。最佳的适应证是子宫肌瘤位于腹壁附近的女性。如果膀胱、肠道或神经介于超声波和子宫肌瘤之间，或者子宫肌瘤直接贴近这些结构，则不能进行手术。重新定位有助于清理手术野，但如果这些重要结构无法移动，无法获得干净的路径，则不能执行手术。

（五）妊娠结局

MRgFUS 目前被批准用于治疗无生育要求的女性。Rabinovici 等在 2010 年的一项研究详细说明 MRgFUS 术后至当时为止所有的妊娠结局[23]。51 名女性妊娠 54 次，这个结果令人放心。活产率为 41%，28% 自然流产，11% 选择性终止妊娠。在本研究发表时，超过 20 周的妊娠率达 20%，阴道分娩率为 64%。2 名女性有胎盘相关问题，但均有其他导致胎盘异常的危险因素。

四、射频消融术

射频消融术（RFA）属于破坏性手术，长期以来一直被用于医学的各种适应证。RFA 利用单极能量诱导组织凝固性坏死。高频交流电（射频范围：3kHz～300GHz）作用于子宫肌瘤（或其他组织），导致组织离子振荡，产生热量，随后发生蛋白质变性和细胞死亡。在 2002 年，Lee 首先描述了用 RFA 成功治疗子宫肌瘤，但直到 2012 年，针对该适应证设计的第一个系统才获得 FDA（Acessa 系统，Acessa Health）的批准[24]。由于此项技术相对新颖，与先前讨论的干预措施相比，数据有限。

（一）具体操作

RFA 手术通常由妇科医生执行。患者置于手术室，全身麻醉。腹腔镜摄像头（5mm 或 10mm）通过标准端口放置在脐部，腹腔镜超声探头通过放置在耻骨联合上的另一个端口（10～12mm）。然后利用影像和腹腔镜指导绘制子宫肌瘤图谱。手持一次性的 3.4mmRFA 经皮（无套管针）进入腹部。在直视和超声引导下，手持 RFA 被定位到子宫肌瘤上，电极阵列部署，RFA 循环激活。电流设置为 460kHz，最大输出为 200W。发生器实时显示组织阻抗、消融时间和组织温度，目标温度为 100℃。治疗时间和发生器设置是根据目标肌瘤的尺寸和针阵列部署的算法计算的。对于一个大的子宫肌瘤，需要在同一个子宫肌瘤内进行多次部署。一旦在目标温度下完成设置时间，电极阵列就会停止。为了保护周围的肌层，在电极和子宫肌瘤的边界之间需要 0.5～1cm 的安全屏障。

（二）短期疗效

2013 年，Chudnoff 等报道一个多中心前瞻性临床试验结果[25]，纳入 137 例至少有 6 个月月经过多病史的子宫肌瘤患者。手术禁忌证包括 MRI 提示的子宫腺肌瘤、0 型黏膜下肌瘤、带蒂浆膜下肌瘤、子宫大于孕 14 周、单个肌瘤直径大于 7cm 或多发性肌瘤数目超过 6 个。平均手术时间为 2.1h（±1%），96% 患者术后当天返家。患者恢复良好，恢复正常活动的中位时间为 9 天(范围 0～60 天)，中位误工天数为 5 天(范围 0～29 天)。术后 12 个月时，82% 患者报告经量减少，94% 患者对手术满意。肌瘤平均体积缩小 45%，经量减少 38%。

（三）长期疗效与再干预

由于 Acessa RFA 程序相对新颖，最长的随访数据是术后 3 年，临床试验需要延续下去[26]。在最初接受 RFA 治疗的 135 名患者中，104 名患者接受了长达 36 个月的随访。使用经过验证的问卷，包括症状严重程度、与健康相关的生活质量和健康状况在内的多个主观指标，评分仍有改善，表明症状持续缓解超过 3 年。再干预率为 11%，即 135 名参与者中的 14 人再次干预。这些干预措施包括 2 例行肌瘤切除术、11 例行子宫切除术和 1 例 UAE。50% 的再干预患者通过病理及影像学诊断为子宫腺肌病，而在进入研究前未明确。

（四）风险

与 MRgFUS 相似，RFA 是一种子宫肌瘤针对性治疗，因此不存在类似 UAE 导致卵巢衰竭的风险。手术是安全的，并发症的风险总体较低。在最初描述的与设备相关的不良事件包括盆腔脓肿需要住院及抗生素和盆腔引流、超声探头导致 2cm 乙状结肠裂伤需要修复、阴道出血、严重的下腹疼痛需用非甾体抗炎药治疗，以及不需要干预的轻度浅表浆膜烧伤。

（五）妊娠结局

RFA 临床试验排除了有生育要求的女性。因此，只包括治疗后妊娠的病例[27]。已报道的 20 例病例中，1 例自然流产和 7 例因意外终止妊娠，其余 12 例妊娠均足月分娩，75% 剖宫产，25% 经阴道分娩，未见胎盘异常报道。有 1 例产后延迟出血排出变性的肌瘤，这位患者既往有 4.7cm 肌壁间肌瘤剥除手术史，需输血治疗，不需要进一步干预。

五、结论

严格掌握手术适应证，UAE、MRgFUS 和 RFA 的临床结局良好。在选择干预措施和咨询患者的预期结果时，最重要的是要考虑患者主诉和子宫肌瘤的大小。合并病理性因素，如子宫腺肌病、子宫内膜异位症和（或）卵巢囊肿，也可能影响患者对干预治疗的反应。虽然增大的子宫和（或）子宫肌瘤预示手术失败的可能，但每种类型的手术治疗子宫肌瘤的大小和数量几乎没有绝对的限制。0 型或 1 型黏膜下肌瘤和带蒂的黏膜下肌瘤由于有坏死和排出的风险，并不适用于以上干预措施。虽然每种干预手术后都描述了良好的妊娠结局，但缺乏精心设计的研究来统计妊娠结局。此外，坏死（凝固或缺血）对子宫和周围肌层的确切影响及退化的子宫肌瘤对胚胎着床、胎盘形成或子宫收缩力的影响尚不清楚。

参 考 文 献

[1] Das R, Champaneria R, Daniels JP, and Belli AM. Comparison of embolic agents used in uterine artery embolization: A systematic review and meta-analysis. *Cardiovasc Intervent Radiol.* 2014;37:1179–90.

[2] Pron G, Cohen M, Soucie J, Garvin G, Vanderburgh L, Bell S, for the Ontario Uterine Fibroid Embolization Collaborative Group. The Ontario uterine fibroid embolization trial. Part 1. Baseline patient characteristics, fibroid burden and impact on life. *Fertil Steril.* 2003:79(1): 112–9.

[3] Pron G, Bennett J, Common A, Wall J, Asch M, Sniderman K, for the Ontario Uterine Fibroid Embolization Collaborative Group. The Ontario uterine fibroid embolization trial. Part 2. Uterine fibroid reduction and symptom relief after uterine artery embolization for fibroids. *Fertil Steril.*

2003;79(1):120–7.

[4] Gupta JK, Sinha AS, Lumsden MA, and Hickey M. Uterine artery embolization for symptomatic uterine fibroids. *Cochrane Database Syst Rev.* 2014;(12):CD005073.

[5] De Bruijn AM, Ankum WM, Reekers JA et al. Uterine artery embolization vs hysterectomy in the treatment of symptomatic uterine fibroids: 10–year outcomes from the randomized EMMY trial. *AJOG.* 2016;215:745.e1–12.

[6] Hehenkamp WJ, Volkers NA, Birnie E, Reekers JA, and Ankum WM. Symptomatic uterine fibroids: Treatment with uterine artery embolization or hysterectomy. Results from the randomized clinical embolization versus hysterectomy (EMMY) trial. *Radiology.* 2008; 246:823–32.

[7] Spies JB, Ascher SA, Roth AR, Kim J, Levy EB, and Gomez–Jorge J. Uterine artery embolization for leiomyomata. *Obstet Gynecol.* 2001;98: 29–34.

[8] Walker WJ and Pelage JP. Uterine artery embolisation for symptomatic fibroids: Clinical results in 400 women with imaging follow up. *BJOG.* 2002;109:1262–72.

[9] Van der Kooij SM, Bipat S, Hehendamp WJ, Ankum WM, and Reekers JA. Uterine artery embolization versus surgery in the treatment of symptomatic fibroids: A systematic review and metaanalysis. *Am J Obstet Gynecol.* 2011;205:317e1–18.

[10] Spies JB, Myers ER, Worthington–Kirsch R, Mulgund J, Goodwin S, Mauro M; FIBROID Registry Investigators. The FIBROID registry: Symptom and quality of life status 1 year after therapy. *Obstet Gynecol.* 2005;106(6):1309–18.

[11] Marret H, Cottier JP, Alonso AM, Giraudeau B, Body G, and Herbreteau D. Predictive factors for fibroid recurrence after uterine artery embolisation. *BJOG.* 2005;112:461–5.

[12] Worthington–Kirsch R, Spies JB, Myers ER et al.; FIBROID Investigators. The fibroid registry for outcomes data (FIBROID) for uterine embolization: Short–term outcomes. *Obstet Gynecol.* 2005;106:52–9.

[13] Vashisht A, Studd J, Carey A, and Burn P. Fatal septicaemia after fibroid embolization. *Lancet.* 1999;354:307–8.

[14] Brown KT. Fatal pulmonary complications after arterial embolization with 40–120– micro m tris–acryl gelatin microspheres. *J Vasc Interv Radiol.* 2004;15:197–200.

[15] Czeyda–Pommersheim F, Magee ST, Cooper C, Hahn WY, and Spies JB. Venous thromboembolism after uterine fibroid embolization. *Cardiovasc Intervent Radiol.* 2006;29: 1136–40.

[16] Homer H and Saridogan E. Uterine artery embolization for fibroids is associated with an increased risk of miscarriage. *Fertil Steril.* 2010;94(1):324–30.

[17] Funaki K, Fukunishi H, and Sawada K. Clinical outcomes of magnetic resonance guided focused ultrasound surgery for uterine myomas: 24–month followup. *Ultrasound Obstet Gynecol.* 2009;34:584–9.

[18] Jacoby VL, Kohi MP, Poder L et al. PROMISe trial: A pilot, randomized placebo–controlled trial of magnetic resonance guided focused ultrasound for uterine fibroids. *Gynecol Menopause.* 2016;105(3):773–80.

[19] Stewart EA, Rabinovici J, Tempany CMC et al. Clinical outcomes of focused ultrasound surgery for the treatment of uterine fibroids. *Fertil Steril.* 2006;85(1):22–9.

[20] Smart OC, Hindley JT, Regan L, and Gedroyc WG. Gonadotropin releasing hormone and magnetic resonance guided ultrasound surgery for uterine leiomyomata. *Obstet Gynecol.* 2006;108(1):49–54.

[21] Quinn SD, Vedelago J, Geroyc W, and Regan L.

Safety and five year re-intervention following magnetic resonance guided focused ultrasound (MRgFUS) for uterine fibroids. *Eur J Obstet Gynecol Reprod Biol.* 2014;182:247–51.

[22] Stewart EA, Gostout B, Rabinovici J, Kim HS, Regan L, and Tempany CMC. Sustained relief of leiomyoma symptoms by using focused ultrasound surgery. *Obstet Gynecol.* 2007;110(2):279–87.

[23] Rabinovici J, David M, Fukunishi H, Morita Y, Gostout B, Stewart EA; MRgFUS Study Group. Pregnancy outcome after magnetic resonance guided focused ultrasound surgery (MRgFUS) for conservative treatment of uterine fibroids. *Fertil Steril.* 2010;93:199–209.

[24] Lee BB. Radiofrequency ablation of uterine leiomyomata: A new minimally invasive hysterectomy alternative. *Obstet Gynecol.* 2002;99(4s):9s.

[25] Chudnoff SG, Berman JM, Levine DJ, Harris M, Guido RS, and Banks E. Outpatient procedure for the treatment and relief of symptomatic uterine myomas. *Obstec Gynecol.* 2013;121(5):1075–82.

[26] Berman JM, Guido RS, Garza-Leal JG, Pemueller RR, Whaley FS, and Chudnoff SG. Three-year outcome of the halt trial; a prospective analysis of radiofrequency volumetric thermal ablation of myomas. *J Min Inv Gynecol.* 2014;21(5):767–74.

[27] Keltz J, Levie M, and Chudnoff S. Pregnancy outcomes after direct uterine myoma thermal ablation: Review of the literature. *JMIG.* 2017;24(4):538–45.

第 10 章　宫腔镜下子宫肌瘤切除术
Hysteroscopic Myomectomy

Anja Frost　Mostafa A. Borahay　**著**

于　鹏 **译**　蒋清清 **校**

一、宫腔镜下子宫肌瘤切除术的发展

1976 年，Neuwirth 和 Amin 首次描述了一种可以避免开腹手术入路的子宫肌瘤切除术式，他们应用泌尿腔镜系统进行了宫腔镜下子宫肌瘤切除术。随着宫腔镜设备逐渐完善以及手术技术的不断提高，宫腔镜手术已成为许多伴或不伴有肌壁间成分的黏膜下子宫肌瘤，即国际妇产科联盟（FIGO）分型中 0～2 型子宫肌瘤的一线治疗方案及金标准术式（图 2-2）[1, 2]。这种术式有很多优势，它可以避免开腹手术（传统腹腔镜或机器人辅助腹腔镜手术），降低手术并发症，显著缩短术后恢复时间，并且可以在门诊实施。此外，由于避免了子宫切开，未来剖宫产的必要性显著降低，从而改善了育龄妇女的妊娠结局。

二、黏膜下子宫肌瘤的特性

黏膜下子宫肌瘤最显著的症状是异常子宫出血，通常表现为经量过多或经期延长 [3]。在异常子宫出血的患者中，黏膜下子宫肌瘤占 23.4%，其中绝大部分为绝经前女性 [4]。多项研究表明，经过 5 年，62%～90% 的患者月经症状会改善，这一时期被定义为"免手术期" [5, 6]。

黏膜下子宫肌瘤是不孕和流产的重要病因。5%～10% 的女性不孕症患者患有子宫肌瘤；1%～2.4% 的女性不孕症患者在经过全面检查后发现子宫肌瘤是唯一的异常 [7]。

妊娠合并黏膜下肌瘤的患者有较高的自然流产率，而这种差异在宫腔镜下子宫肌瘤切除术后被消除了[8]。子宫肌瘤引起不孕或者流产的机制仍不明，但覆盖在黏膜下子宫肌瘤表面的子宫内膜表现为腺体萎缩，被认为会阻碍孕卵着床和胚胎的发育[9]。

三、术前影像检查

多种检查方法可以用于宫腔内子宫肌瘤的定位，包括经阴道超声（TVUS）、宫腔盐水灌注超声造影（SIS）、磁共振成像（MRI）及门诊宫腔镜检查。TVUS 应用广泛，价格相对低廉，通常被作为一线的检查方法。然而，它对操作者技术的依赖性较高，并且仅对不超过 4 个肌瘤的小子宫的检查评估较精准[10]。临床医生手术前应亲自查阅超声图像，因为手术计划是否合适及手术方式的决定高度依赖于图像的质量及正确的解读，并随着超声图像的不同而变化。尽管 TVUS 不能评估肌瘤在宫腔内的大小和范围，但它能显示肌瘤外子宫肌层的厚度及可能存在的相关病理情况。

SIS 可以描绘黏膜下子宫肌瘤的宫腔内形态并评估它们与宫腔的关系。MRI 在诊断黏膜下子宫肌瘤方面有 100% 的灵敏度和 91% 的特异性，优于 TVUS、SIS，甚至宫腔镜，特别是重复性上，但它价格昂贵且资源有限[11]。多普勒和三维（3D）多普勒超声在鉴别子宫平滑肌瘤和子宫腺肌瘤，以及区分肌瘤周围血流模式方面很有帮助[12]。子宫腺肌瘤与子宫肌瘤的治疗方式是不同的，因此，在子宫肌瘤切除之前这一鉴别是非常重要的。

四、患者选择

1993 年，Wamsteker 等首次描述了黏膜下子宫肌瘤的分类，现在仍被普遍使用。0 型是指完全位于宫腔内的带蒂肌瘤，1 型肌瘤少于 50% 的瘤体位于肌壁间，2 型肌瘤超过 50% 瘤体位于肌壁间[2]。通常情况下，0 型和 1 型肌瘤大多可以通过宫腔镜一次性切除，而 2 型肌瘤则需要进行重复或二次宫腔镜手术[13]（见第 1 章）。

有症状的黏膜下肌瘤患者是潜在的需行肌瘤切除术的人群。这些症状包括大量或异常的出血、不孕（一般是 0 型或 1 型）、复发性流产，但并不仅限于这些[3]。手术患者的选择是基于肌瘤的数量、分型、大小、位置、患者分娩史和其他并发症。了解这些因素后，我们可以让患者对手术成功率、完整切除肌瘤需要额外手术的风险、复发率及手术方案等进行合适的咨询。

合适的患者选择可以确保手术的安全性和可行性。根据经验，肌瘤凸入子宫肌壁间的程度和肌瘤的大小被认为是预测术后子宫腔是否正常的最重要因素。获得黏膜下子宫肌瘤从肌壁间到浆膜之间子宫肌层的精确厚度是至关重要的。有数据显示，若肌壁至浆膜间的厚度小于 5mm，发生子宫穿孔的风险大于宫腔镜手术的获益，推荐的厚度是 5～10mm [14]。

对于小于 4cm 的黏膜下子宫肌瘤，应用宫腔镜切除通常是安全有效的；而对于 4～6cm 黏膜下子宫肌瘤，有可能需要二期手术切除。对于超过 6cm 的肌瘤，数据显示宫腔镜二次手术率增加，恢复时间更长，肌瘤可能无法完整切除，症状可能无法完全缓解 [15]。有研究显示，黏膜下子宫肌瘤直径小于 2.6cm 或肌瘤宫腔内部分超过 65%，可以预测单次宫腔镜手术完整切除肌瘤的概率很高 [2]。具有 1～2 个黏膜下子宫肌瘤但子宫大小正常，5 年内进行额外手术干预的预测风险约为 10%；而对于具有 3 个或 3 个以上黏膜下子宫肌瘤且增大的子宫，此风险显著增加，为 35% [3]。此外，子宫肌瘤的位置很重要，如靠子宫角的肌瘤在宫腔镜手术切除后可能导致输卵管口消失或阻塞 [16]。

总的来说，考虑肌瘤类型、患者症状的严重性、无法完全切除的风险及患者对再次手术的耐受性和接受度是很重要的。

五、术前注意事项：宫颈成熟度、抗生素、静脉血栓栓塞的预防

多种促宫颈成熟的干预措施已被研究，但总的来看结果是相互矛盾的。促宫颈成熟的目的是避免并发症，如假道形成、宫颈撕裂和子宫穿孔。同时也为了使手术更容易进行，手术宫腔镜比诊断宫腔镜更容易被采用。在一些研究中，相对于安慰剂，米索前列醇（阴道给药、口服或舌下含服）可减少绝经前女性对宫颈扩张的需要，但对绝经后女性无效。此外，一些研究表明米索前列醇可以减少并发症（如宫颈裂伤和假道），而另一些研究则认为达不到如此的效果。最后，我们需要注意米索前列醇的不良反应，如腹部绞痛、出血、恶心及腹泻 [17-19]。当然，我们还必须考虑患者是否有分娩史，因

为对经产妇进行诊断性宫腔镜检查时，促宫颈成熟可能是多余的。

用促性腺激素释放激素（gonadotropin-releasing hormone，GnRH）激动剂预处理已被证明是有益处的，它可以通过诱导闭经状态而改善贫血，使子宫内膜变薄并减少肌瘤血供，使手术时机不仅仅限于子宫内膜增殖早期。多数研究表明，对伴有贫血的较大肌瘤（大于 3～4cm）患者使用 GnRH 激动剂的受益最大（见第 6 章）。GnRH 激动剂最大的作用是缩短手术时间并减少宫腔镜手术液体再吸收。然而，在完全切除肌瘤或需要再次手术方面没有差异 [20]。此外，我们还要考虑到 GnRH 激动剂价格高、不良反应大，以及由于子宫肌层变薄可能增加子宫穿孔的风险。有关剂量和给药时间见第 6 章和第 11 章。在术前使用醋酸乌利司他可以缩小肌瘤体积并减少阴道出血。可以考虑在术前（最多 13 周）每天使用 5mg 或 10mg [21]。添加或替代使用昆布或雌激素会产生不一致的结果 [22, 23]。总之，对于宫腔镜术前的宫颈准备尚无统一的指南，应根据患者年龄、产次、门诊检查和影像学结果制订个性化的方案。

关于术前预防措施，不推荐预防性使用抗生素。静脉血栓栓塞的预防应遵循基于风险的方法，尽管多数时候它是不必要的。

六、知情同意书

术前告知患者的内容包括术中预期及远期风险。尽管宫腔镜子宫肌瘤切除术出血和感染的风险应该是最小的，但讨论这些风险仍是很重要的。知情同意书中还必须包括子宫穿孔的风险及中转腹腔镜手术的可能。关于术后远期的问题，重要的是需告知患者，术后既有复发的风险（以后讨论），也有症状无法完全缓解的可能，而这取决于肌瘤的大小及肌瘤在子宫肌壁间所占比例的情况，以及是否存在其他导致异常子宫出血的病因。如果是为了生育而切除肌瘤，要提醒患者，黏膜下肌瘤作为唯一原因导致不孕是很少见的，而且术后可能无法恢复到基础生育水平或确保试管婴儿成功。

七、手术步骤、术中注意事项及并发症的预防

使用镇静或全身麻醉诱导后，患者取截石位。术前应行双合诊以评估子宫的大小

和位置，最大限度降低子宫穿孔的发生。

在手术开始前可以考虑宫颈注射血管加压素，以减少膨宫液体入血，减少术中出血量，并提高术野的清晰度，但没有证据表明它可以缩短手术时间[24]。宫颈旁 / 宫颈内阻滞也有研究，可以在扩张宫颈前注射局麻药（即 1% 利多卡因）。

在探宫深、宫颈扩张、置入宫腔镜及肌瘤切除过程中的任何时候都可能发生子宫穿孔，应密切注意防止子宫穿孔。子宫穿孔发生在扩张宫颈时，常常是因为宫颈狭窄、极度的子宫前屈或后屈，或者发生于未产妇或绝经后妇女。一旦发现子宫穿孔，确定到目前为止宫腔镜手术已完成的哪些步骤是很重要的；但无论如何，手术必须终止。如果只是机械穿孔而没有肠损伤的证据，患者可以多观察几个小时后出院回家。如果穿孔是由能量电极或锐器引起的，要考虑到有肠道损伤的可能性，应立即进行诊断性腹腔镜检查。如果子宫穿孔明确，对于育龄妇女，即使血已止，也应缝合穿孔，因为妊娠期间有子宫破裂的风险[25]。

当所有的设备都安装好，宫腔镜手术就可以开始了，术中将使用一种膨宫介质（见后述）。液体膨宫（液体类型和膨宫压力）的选择应根据手术计划。熟悉可能发生的并发症及可以接受的液体差是很关键的。液体差是指注入子宫的总溶液量与从宫腔镜出口通道和塑料积液袋回收的液体量之间的差额，而塑料积液袋通过一个管状通道将从宫颈流出的液体导入有刻度的瓶子中。许多膨宫液管理系统可以测量注入和回收的流体，并在机器控制面板上显示出液体差。外科医生应不断与手术室其他工作人员沟通获知液体差的情况，以便计划剩余手术时间，以及是否所有组织都可以在达到最大液体差前安全切除。

通常有 3 种膨宫介质，即二氧化碳气体、低渗不导电液体（甘氨酸、山梨醇、甘露醇）和等渗导电流体（生理盐水）。由于本章主要是关于治疗性宫腔镜手术，而二氧化碳有导致气体栓塞的风险，只用于宫腔镜诊断，因此不进一步讨论。如前所述的低渗液体与单极能量一起使用，可产生严重的并发症，如容量超负荷、水中毒、肺水肿、严重低钠血症和脑水肿。使用双极时采用等渗液体为介质通常患者耐受好，最常见的并发症是液体超负荷，一般易于使用利尿药治疗。无论何种膨宫液体介质，都应采取措施尽量减少液体吸收入血，特别是对腔内瘤体较大而风险性增加的病例。为避免并发症，应严格监测液体差，并使用可以看清术野的最小膨宫压力（通常为 60～80mmHg），这主要取决于患者的平均动脉压（mean arterial pressure，MAP）[26]。美国妇科腹腔镜医师协会建议，对于老年或有心脏并发症的患者，最大的液体差为

750ml；对于使用低渗溶液和等渗溶液的年轻、健康患者，最大的液体差分别为 1000ml 和 2500ml。

在进行治疗性宫腔镜手术前，建议先行诊断性宫腔镜检查，根据镜下所见来确定手术方案。最常用的是 5mm 硬性宫腔镜，通常是 12° 镜和 30° 镜。镜体外通常配有一个外鞘，它作为一个通道允许液体的流入和流出。同时，使用宫腔灌注系统膨宫可以增加术野的清晰度。在诊断性宫腔镜检查前，大多数患者通常不需要扩张宫颈。但需特别注意的是未产妇或绝经妇女可能需要扩张宫颈。

八、仪器、设备和特殊技术

手术宫腔镜，也称为切除镜，通常直径为 6～10mm，包含电切环、机械冷切或粉碎器等工作元件（图 10-1）。宫腔镜下切除黏膜下子宫肌瘤有几种方法，包括单极、双极电切环切除、传统的使用剪刀机械性切除的方式或者较新的宫腔镜下分碎瘤体的方法。图 10-2 及视频 10-1、视频 10-2 展示了宫腔镜下子宫肌瘤切除术的相关操作技术。双极将两个电极都引入热回路，通常更安全，因为电流只通过与电切环接触的组织，最大限度地减少了源自组织内随机形成电流通道所带来的危险。虽然也有其他方法，如激光汽化治疗，但电切环切除仍是最常用的方法。在处理小的黏膜下肌瘤时，特别是对不孕症患者，最好避免使用电切方式以降低宫腔粘连的发生率。

目前有多种设备用于宫腔镜下子宫肌瘤切除术（图 10-1），包括传统的电切镜 [最常见的是 Ethicon 公司的 versapoint 双极电外科系统、Karl Storz 公司的 Mazzon 冷环系统及宫内分碎器（intrauterine morcellators，IUM）]。IUM 系统，包括 Smith & nephew 公司的 Truclear、Hologic 公司的 MyoSure 和 Boston Scientific 公司的 Symphion，均是一体化、具有独立液体循环系统、直接内部压力监测和无刀片双极切割设备。IUM 系统有一个没有电外科能量的护套切割刀片，可以真空抽吸，因此，可以同时切割和去除组织。它不需要反复取出已切割的组织碎片以保证术野清晰，从而节约了时间。这些设备的优势包括子宫肌瘤完整切除率提高，并发症低（小于 1%），切割速度更快，平均手术时间缩短。但对于大于 4cm 的肌瘤，必须谨慎对待，因为分碎设备肌瘤完全切除率往往较低，很可能需要转为使用电切技术，特别是对于子宫肌壁间瘤体较大者 [28, 29]。

如果发现是带蒂的黏膜下子宫肌瘤（0 型），可以较为容易地使用电切环横断瘤

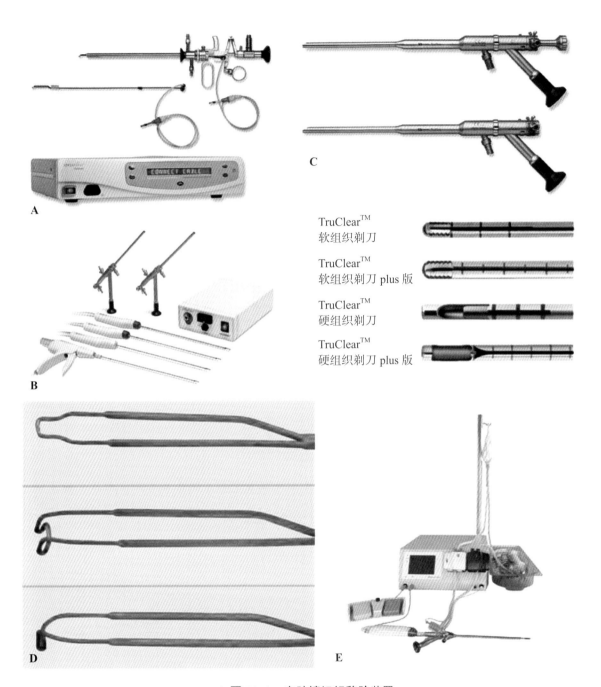

TruClear™
软组织剃刀

TruClear™
软组织剃刀 plus 版

TruClear™
硬组织剃刀

TruClear™
硬组织剃刀 plus 版

▲ 图 10-1 宫腔镜组织移除装置

A. Versapoint 系统（详见 Ethicon 公司 Versapoint 宫腔镜双极电外科系统，https://www.ethicon.com/na/system/files/2018-05/027687-150113_VP_HelpfulHints_5_CR.pdf）；B. MyoSure 系统（详见 Hologic 公司 Myosure 组织切除手术医师手册，https://gynsurgicalsolutions.com/product/myosure-tissue-removal/）；C.TruClear 系统（详见 Medtronic 公司 TruClear 宫腔镜组织切除系统手册，https://www.medtronic.com/content/dam/covidien/library/us/en/product/gynecology-products/truclear-system-comprehensive-brochure.pdf）；D. Mazzon 冷切环（详见 Karl Storz，https://www.karlstorz.com/cps/rde/xbcr/karlstorz_assets/ASSETS/3343847.pdf）；E. Symphion 系统（详见 Boston Scientific 公司的 Symphion 组织切除系统，http://www.bostonscientific.com/content/gwc/en-US/products/uterine-tissue-removal-systems/symphion-system.html）

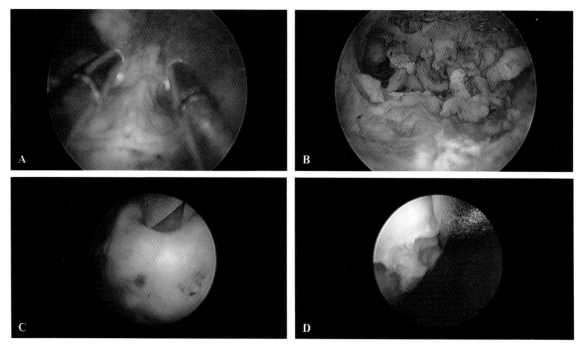

▲ 图 10-2 宫腔镜下子宫肌瘤切除术

A. 使用 Verspoint 宫腔镜双极电外科系统切除黏膜下子宫肌瘤的宫腔镜图像；B. 使用 Verspoint 宫腔镜系统观察子宫肌瘤切除术后的肌瘤碎片；C. 使用 Myosure 系统切除黏膜下子宫肌瘤的宫腔镜图像；D. 使用 Myosure 系统切除黏膜下子宫肌瘤的宫腔镜图像

视频 10-1　使用 Verspoint 黏膜下子宫肌切除瘤片段，可登录 https://youtu.be/xEkkwGQYp8Q 观看

视频 10-2　使用 Myosure 黏膜下子宫肌瘤切除片段，可登录 https://youtu.be/cAaZvpu5Fmk 观看

蒂的基底，然后片状切除残余肌瘤，直至看到正常子宫肌纤维组织（含有更多血管的呈粉色组织层次）。切除的肌瘤可以用电切环勾出或用刮匙或抓钳取出。对于 1 型或 2 型子宫肌瘤，手术可能会变得更加复杂，需要从瘤腔内向上多次切除瘤体直至包膜。Mazzon 技术一次性手术切除 1 型和 2 型肌瘤的成功率高达 88%，它使用冷刀切除减少对健康子宫肌层的热损伤，并降低宫腔粘连的发生率。在切除过程中机械去除瘤体不仅保留肌层的解剖和完整性，而且还避免了如热穿孔等重大并发症 [30]。

　　Zayed 等描述了另一种技术，可以成功地一次性手术切除部分位于肌壁间的黏膜下子宫肌瘤。它使用 U 形切割环切除肌瘤表面的子宫内膜，然后将切割环插入肌瘤和肌层之间裂隙进行分离，使肌瘤肌壁间成分突入子宫腔。接着停止生理盐水的输注，并多次重启，结合双手按摩子宫，从而使子宫内压力快速变化以刺激子宫收缩。对于小于 6cm 的 2 型肌瘤，该技术的手术成功率达 95%[31]。

九、门诊子宫肌瘤切除

门诊宫腔镜在诊断和治疗子宫内小病变通常是安全可行的，称为"看而治"。可考虑使用小于 5mm 的宫腔镜进行检查，以减少宫颈扩张、麻醉和费用。其他好处包括术后即恢复正常活动。当单独使用非甾体抗炎药物时，疼痛是手术中止的主要原因，但阿片类药物或抗焦虑药物的使用并无获益。对于小于 1.5cm 的 0～1 型的肌瘤切除、息肉的切除和宫腔粘连剪刀分离，门诊宫腔镜手术是安全且患者可耐受的。门诊宫腔镜最常见的并发症包括人流综合征、局麻药毒性、子宫穿孔、子宫出血和假道形成。建议门诊临床工作人员进行自我安全评估，并定期进行模拟场景练习，为可能出现的手术并发症做好准备。如果只使用 5mm 或更小的宫腔镜，术后无须休息，门诊宫腔镜部门应设置规范流程及注意事项[32]。

十、术后护理

术后护理通常很简单，除非发生前面提到的并发症（如穿孔、水中毒），否则患者应在当天出院回家。宫腔镜下子宫肌瘤切除术后患者即可恢复正常活动，并且回家后可以洗澡。患者应该被告知术后 4 周内可能出现阴道点滴出血，一旦出现大量出血（每小时更换两个垫子，且超过 2h）、发热、恶臭分泌物或严重腹痛则应立即复查。

十一、结局：复发、生育能力与宫腔粘连

症状的复发率与再次手术发生率会因年龄、症状、切除肌瘤的数量和切除肌瘤类

型的不同而有很大差异。数据显示，3年累积复发率约为30%，3～4年再手术率为5%～20% [26, 33]。

在所有其他不孕原因被评估和解决后，宫腔镜下子宫肌瘤切除术对生育是有利的，术后妊娠率增加，活产率增高，流产率降低 [8]。建议妇女在子宫肌瘤切除术后等待2～3周左右恢复试孕，以确保子宫腔创面的充分愈合。

据估计，经冷刀和能量器械手术后宫腔粘连的发生率分别为4%和30%。采用单极和双极电切后，宫腔粘连发生率分别为35%～40%和7.5% [34]。一些研究表明，应用抗粘连药物自交联透明质酸（auto-cross-linked hyaluronan，ACH）可以起到预防宫腔粘连的作用，然而，总体数据无法得出可靠结论。因此，目前仍无使用这些药物的指南或建议 [35, 36]。因此，避免损伤健康的子宫内膜和子宫肌层，尽可能降低电外科损伤的风险，避免暴力的宫颈操作是目前最好的策略。不建议过早进行二次宫腔镜检查。继发于腹腔镜下子宫肌瘤切除的子宫破裂更常见。然而，如果宫腔镜下子宫肌瘤切除术在进入宫腔或手术过程中切开了子宫肌层或发生了穿孔，则应与患者充分沟通并在病历中详细记录。

十二、结论

宫腔镜子宫肌瘤切除术是宫腔镜手术领域的一个重大进展，并随着新设备和新技术的出现而不断发展。这不仅是一种快速、经济有效的治疗方法，而且在治疗不规则出血和改善生育能力方面也取得了非常好的成效。手术应根据患者高危因素、肌瘤的数量、类型、大小、位置和手术目的进行个体化评估，才能取得成功。

参 考 文 献

[1] Christian SS and Schlaff WD. Hysteroscopic myomectomy. In: Azziz R and Murphy AA (eds) *Practical Manual of Operative Laparoscopy and Hysteroscopy*. New York, NY: Springer; 1997.

[2] Keltz MD, Greene AD, Morrissey MB, Vega M, and Moshier E. Sono-hysterographic predictors of successful hysteroscopic myomectomies. *JSLS*. 2015;19(01):00105.

[3] American Association of Gynecologic Laparoscopists (AAGL): Advancing Minimally Invasive Gynecology Worldwide. AAGL practice report: Practice guidelines for the diagnosis and

management of submucous leiomyomas. *J Minim Invasive Gynecol.* 2012;19(02):152–71.

[4] van Dongen H, de Kroon CD, Jacobi CE, Trimbos JB, and Jansen FW. Diagnostic hysteroscopy in abnormal uterine bleeding: A systematic review and meta–analysis. *BJOG.* 2007;114:664–75.

[5] Emanuel MH, Wamsteker K, Hart AA, Metz G, and Lammes FB. Long–term results of hysteroscopic myomectomy for abnormal uterine bleeding. *Obstet Gynecol.* 1999;93:743–8.

[6] Fernandez H, Sefrioui O, Virelizier C, Gervaise A, Gomel V, and Frydman R. Hysteroscopic resection of submucosal myomas in patients with infertility. *Hum Reprod.* 2001;16:1489–92.

[7] Buttram VC Jr and Reiter RC. Uterine leiomyomata: Etiology, symptomatology, and management. *Fertil Steril.* 1981;36:433–45.

[8] Pritts EA, Parker WH, and Olive DL. Fibroids and infertility: An updated systematic review of the evidence. *Fertil Steril.* 2009;91:1215–23.

[9] Maguire M, and Segars JH. Benign uterine disease: Leiomyomata and benign polyps. In: Aplin JD, Fazleabas AT, Glasser SR, and Giudice LC (eds). *The Endometrium: Molecular, Cellular and Clinical Perspectives.* 2nd ed. London: Informa Health Care; 2008.

[10] Falcone T and Parker WH. Surgical management of leiomyomas for fertility or uterine preservation. *Obstet Gynecol.* 2013;121:856–68.

[11] Closon F and Tulandi T. Future research and developments in hysteroscopy. *Best Pract Res Clin Obstet Gynaecol.* 2015;29:994–1000.

[12] Nieuwenhuis LL, Betjes HE, Hehenkamp WJ et al. The use of 3D power Doppler ultrasound in the quantification of blood vessels in uterine fibroids: Feasibility and reproducibility. *J Clin Ultrasound.* 2013;43:171–8.

[13] Wamsteker K, Emanuel MH, and de Kruif JH. Transcervical hysteroscopic resection of submucous fibroids for abnormal uterine bleeding:

Results regarding the degree of intramural extension, *Obstet Gynecol.* 1993;82:736–40.

[14] Lewis EI and Gargiulo AR. The role of hysteroscopic and robot–assisted laparoscopic myomectomy in the setting of infertility. *Clin Obstet Gynecol.* 2016;59(1):53–65.

[15] Di Spiezio Sardo A, Mazzon I, Bramante S et al. Hysteroscopic myomectomy: A comprehensive review of surgical techniques. *Hum Reprod Update.* 2008;14(2):101–19.

[16] Pakrashi T. New hysteroscopic techniques for submucosal uterine fibroid. *Curr Opin Obstet Gynecol.* 2013;26:308–13.

[17] Gkrozou F, Koliopoulos G, Vrekoussis T et al. A systematic review and meta–analysis of randomized studies comparing misoprostol versus placebo for cervical ripening prior to hysteroscopy. *Eur J Obstet Gynecol Reprod Biol.* 2011;158(1):17–23.

[18] Selk A and Kroft J. Misoprostol in operative hysteroscopy: A systematic review and meta–analysis. *Obstet Gynecol.* 2011;118(4):941–9.

[19] Polyzos NP, Zavos A, Valachis A et al. Misoprostol prior to hysteroscopy in premenopausal and postmenopausal women. A systematic review and meta–analysis. *Hum Reprod Update.* 2012;18(4):393–404.

[20] Kamath MS, Kalampokas EE, and Kalampokas TE. Use of GnRH analogues pre–operatively for hysteroscopic resection of submucous fibroids: A systematic review and meta–analysis. *Eur J Obstet Gynecol Reprod Biol.* 2014;177:11–8.

[21] Donnez J, Tatarchuk TF, Bouchard P et al.; PEARL I Study Group. Ulipristal acetate versus placebo for fibroid treatment before surgery. *N Engl J Med.* 2012;366(05):409–20.

[22] Darwish AM, Ahmad AM, and Mohammad AM. Cervical priming prior to operative hysteroscopy: A randomized comparison of laminaria versus misoprostol. *Hum Reprod.*

2004;19(10):2391–4.

[23] Oppegaard KS, Lieng M, Berg A, Istre O, Qvigstad E, and Nesheim BI. A combination of misoprostol and estradiol for preoperative cervical ripening in postmenopausal women: A randomised controlled trial. *BJOG*. 2010;117(1):53–61.

[24] Wong ASW, Cheung CW, Yeung SW et al. Transcervical intralesional vasopressin injection compared with placebo in hysteroscopic myomectomy: A randomized controlled trial. *Obstet Gynecol*. 2014;124(5):897–903.

[25] Indman PD. Hysteroscopic treatment of submucous fibroids. *Clin Obstet Gynecol*. 2006;49:811–20.

[26] Emanuel MH. Hysteroscopy and the treatment of uterine fibroids. *Best Pract Res Clin Obstet Gynaecol*. 2015;29(7):920–9.

[27] Munro MG, Storz K, Abbott JA et al.; AAGL Advancing Minimally Invasive Gynecology Worldwide. AAGL practice report: Practice guidelines for the management of hysteroscopic distending media: Replaces hysteroscopic fluid monitoring guidelines. *J Am Assoc Gynecol Laparosc*. 2000;7:167–8. *J Minim Invasive Gynecol*. 2013;20(02):137–48.

[28] Haber K, Hawkins E, Levie M, and Chudnoff S. Hysteroscopic morcellation: Review of the manufacturer and user facility device experience (MAUDE) database. *J Minim Invasive Gynecol*. 2015;22(01):110–4.

[29] Hamerlynck TW, Dietz V, and Schoot BC. Clinical implementation of the hysteroscopic morcellator for removal of intrauterine myomas and polyps. A retrospective descriptive study. *Gynecol Surg*. 2011;8(02):193–6.

[30] Mazzon I, Favilli A, Grasso M, Horvath S, Di Renzo GC, and Gerli S. Is cold loop hysteroscopic myomectomy a safe and effective technique for the treatment of submucous myomas with intramural development? A series of 1434 surgical procedures. *J Minim Invasive Gynecol*.. 2015;22(5):792–8.

[31] Zayed M, Fouda UM, Zayed SM, Elsetohy KA, and Hashem AT. Hysteroscopic myomectomy of large submucous myomas in a 1–step procedure using multiple slicing sessions technique. *J Minim Invasive Gynecol*. 2015;22(07):1196–202.

[32] Salazar CA and Isaacson KB. Office operating hysteroscopy: An update. *J Minim Invasive Gynecol*. 2018;25(2):199–208.

[33] Vercellini P, Zàina B, Yaylayan L, Pisacreta A, De Giorgi O, and Crosignani PG. Hysteroscopic myomectomy: Long–term effects on menstrual pattern and fertility. *Obstet Gynecol*. 1999;94(3):341–7.

[34] Capmas P, Levaillant JM, and Fernandez H. Review surgical techniques and outcome in the management of submucous fibroids. *Curr Opin Obstet Gynecol*. 2013;25(4):332–8.

[35] Mais V, Cirronis MG, Peiretti M, Ferrucci G, Cossu E, and Melis GB. Efficacy of auto–crosslinked hyaluronan gel for adhesion prevention in laparoscopy and hysteroscopy: A systematic review and meta analysis of randomized controlled trials. *Eur J Obstet Gynecol Reprod Biol*. 2012;160(1):1–5.

[36] Bosteels J, Weyers S, Mol BW, and D'Hooghe T. Anti–adhesion barrier gels following operative hysteroscopy for treating female infertility: A systematic review and meta–analysis. *Gynecol Surg*. 2014;11:113–27.

第 11 章 腹腔镜和机器人辅助的子宫肌瘤切除术

Laparoscopic and Robotic–Assisted Myomectomy

Harold Wu　Anja Frost　Mostafa A. Borahay　著

于　鹏　译　　蒋清清　校

一、患者的评估与选择

有或没有机器人辅助的腹腔镜子宫肌瘤切除术（laparoscopic myomectomy，LM），是大多数有症状的子宫肌壁间和浆膜下肌瘤保留生育功能的微创手术方法。由于腹腔镜手术无法直接触诊，因此，为确保完全切除，术前准确评估肌瘤对于制订术前和术中计划至关重要。虽然盆腔超声被认为是诊断子宫肌瘤的金标准，但磁共振（MRI）对于进一步制订手术计划是非常有用的检查方法。MRI 可以可靠地评估子宫肌瘤的特征，包括数量、大小、位置、与子宫腔的关系、周围正常的子宫肌层 / 浆膜表面、是否累及或压迫周围的盆腔结构，以及血供情况等。

腹腔镜（laparoscopic，LSC）子宫肌瘤切除术的标准变化很大，没有标准化的指南。研究表明，多发性、大肌瘤和位于韧带内 [1] 的肌瘤的并发症风险增加。一些外科医生建议，如果子宫肌瘤超过 4 个或较大（大于 10～12cm），应避免采用腹腔镜手术。还有一些医生建议子宫小于孕 16 周、肌瘤少于 5 个、并且单个肌瘤不超过 15cm 的可采用腹腔镜手术 [2, 3]。此外，子宫肌瘤累及宫颈、阔韧带和宫角可能增加中转子宫切除术的风险。当关键解剖结构难以充分显露或预期需要进行重要的子宫重建时，开放手术入路可能是首选。最终，外科医生的经验和腹腔镜手术能力决定了他们能够充分并安全切除肌瘤的数量、大小和位置，同时还决定了他们是否能完美地缝合子宫肌层并保证组织的完整性。

二、术前处理

术前有几种治疗方案可用于治疗子宫异常出血引起的严重贫血，并且可以缩小瘤体以减少术中出血量，便于手术切除肌瘤。可以通过口服或静脉途径补充铁剂来纠正贫血。如果预期手术会出现大量失血，除了交叉备红细胞外，还可以提前准备自体输血或细胞储存装置。

在这些术前处理中，研究最广泛的药物是促性腺激素释放激素激动剂（gonadotropin-releasing hormone agonist，GnRHa）的治疗。它可以在治疗 8 周内将肌瘤体积缩小 35%（除诱导闭经外），24 周时可缩小 70%[4, 5]。研究表明，预计失血量（estimated blood loss，EBL）平均减少 60ml，手术时间平均缩短 25.8min，术后血红蛋白平均增加 1.15g/dl[6, 7]。但是，要向患者告知即便是使用雌激素反向添加治疗，仍可能因产生难以耐受的围绝经期症状而停药。此外，使用 GnRHa 也可能使肌瘤假包膜界限不清，使肌瘤剜除和剥离更加困难。其他术前预处理包括应用醋酸乌利司他（Ulipristal Acetate，UPA），已证明应用该药 3 个月，在处理术前大出血方面不亚于醋酸亮丙瑞林，且患者较少发生潮热症状[8]。来曲唑和醋酸炔诺酮联合治疗 3 个月可以使肌瘤界限更加清晰，因此，可以缩短手术时间（平均缩短 12.9min）、减少术中出血量（平均减少 189.4ml）[9]。

子宫动脉栓塞（UAE），通常由介入性放射科医师实施，通过微创血管造影方法引起子宫肌瘤缺血性坏死（而正常子宫肌层有侧支循环）。手术后 6 个月肌瘤体积缩小 49%[10]。值得注意的是，这一方法可以使较大肌瘤的手术变得更容易，但研究发现手术时间或术中出血量没有显著减少[11]。很重要的一点是 UAE 对未来生育力的影响仍存在争议，需告知患者。虽然一些研究显示 UAE 对生育率和围产期 / 产科结局没有影响，但另一些研究显示 UAE 后自然流产、胎盘异常和剖宫产率较高[10, 12 - 16]。

三、知情同意和结局

在征得患者同意的过程中，有几个要点需要与患者讨论。子宫肌瘤切除术中有可能发生大出血，需要输血。不可控的出血或子宫肌层大面积破裂可能需要行子宫切除术。中转开放性手术的风险一般为 2%～8%[17]。

即使手术已充分切除肿瘤，术后仍可能复发，特别是离绝经期尚远的育龄妇女。事实上，一项研究发现年龄 30—40 岁及手术时肌瘤不止一个与症状性复发显著相关[18]。已报道的子宫肌瘤切除术后的复发率和再手术率变化较大。较早的研究指出，5 年累积复发风险高达 50% 左右，再手术率为 12%。较新的研究发现，5 年累积复发风险为 15%～20%，再手术率较低，为 4%[18-20]。

在子宫肌瘤切除过程中，正常子宫肌层和子宫完整性的破坏引起了人们对随后在妊娠和分娩期间发生子宫破裂的广泛关注。有生育要求且计划行子宫肌瘤切除术的妇女，应根据术中子宫肌层破坏程度和子宫重建的状况，决定是否需要剖宫产。大多数情况下子宫肌瘤切除术后子宫破裂发生率非常低，约为 1% 或更低[21-24]。尽管有研究指出，子宫切口多或切口大、子宫肌层缺损缝合不充分、大的贯穿整个肌壁的肌瘤和电外科器械的广泛使用均可能增加子宫破裂的风险。但总体来看，因其十分罕见而难以明确危险因素[21, 22, 25]。一些专家建议，如果手术中子宫肌层破裂超过 50%，在未来妊娠中则应选择剖宫产[26]。其他要注意的是，任何有过经典式剖宫产或 T 形切口，或者经子宫的广泛手术的患者，都不应经阴道试产[17]。子宫肌瘤术后的最佳妊娠时间也不明确。有研究表明，子宫伤口通常在术后 3 个月愈合。大多数医生建议患者术后 3～6 个月内避孕，这个临床决定没有循证医学证据。由于妊娠 / 分娩时子宫破裂的严重性，必须保持高度警惕。

四、术前预防措施

LM 通常采用第一代或第二代头孢菌素预防感染，使用剂量根据患者体重进行调整。这主要是为了防止由于盆腔感染而引起的输卵管粘连，尤其是对于因为不孕症而实施子宫肌瘤切除术的患者。考虑到需要经阴道放置举宫器，手术铺单前的阴道准备是标准程序。

静脉血栓栓塞（Venous thromboembolic，VTE）预防应遵循基于风险的方法，这取决于患者和手术的危险因素。2012 年发布的 *Antithrombotic Therapy and Prevention of Thrombosis, 9th ed: American College of Chest Physicians Evidence-Based Clinical Practice Guidelines*（《抗血栓治疗和预防血栓形成（第 9 版）：美国胸科医师学会循证临床实践指南》）为腹部 – 盆腔外科患者提供了风险分层和静脉血栓栓塞预防的合理方法。另一个有用的基于风险的工具是 Caprini 评分。虽然最初是在普通外科、血管外科和泌尿外科应用中得以验证，但推广到妇科患者群体也是合理的[28]。如果需要，通常可以在手术开始前给予单剂量 5000U 的普通肝素预防静脉血栓。

五、仪器设备

标准的腹腔镜设备包含大部分 LM 所需的仪器工具。很少有研究去评估用于 LM 的各种能量器械。与传统电外科器械相比，使用超声刀总手术时间平均缩短 17min，平均出血量减少 47ml[29]。此外，使用脉冲双极系统平均失血量也减少 53ml[30]。最终，外科医生对各种能量器械的选择取决于偏好和舒适度。需要准备的其他器械包括用于牵拉组织剥除肌瘤的腹腔镜抓钳、用于注射血管加压素的腹腔镜注射针，以及用于组织取出的内镜袋或粉碎器（见后述）。手术室的设备至关重要，包括所有必要的仪器和设备，并允许高效的手术团队自如活动（图 11-1）。

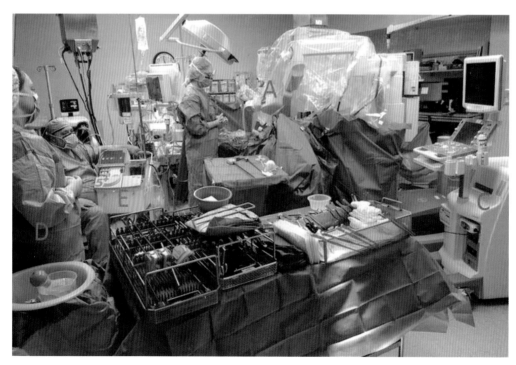

▲ 图 11-1　机器人辅助子宫肌瘤切除术的手术室设置

A. 机器人吊臂直接位于摄像头端口套管针上；B. 床边助手进行辅助操作；C. 床边超声检查可以提供术中必要的影像检查；D. 受过专门训练的外科技师；E. 细胞存储装置；F. 手术时能同时查阅相关影像资料，如磁共振成像

六、手术步骤

全身麻醉成功后，患者取头低足高截石位，双脚置于靴状脚套固定器内。为了让医生在床边有足够的空间，并避免手臂过度外展，患者的双臂通常被固定及收拢在身体两侧，并用足够的填充物以保护手指以及手腕、肘部的受压点。经过双合诊后，进行阴道和腹部准备。插入导尿管，然后是子宫操作（如果需要可以使用通液管）。

传统腹腔镜，腹腔通道包括一个中央或左上象限 5~10mm 套管针和 2~3 个辅助操作口。在镜孔和子宫底之间至少保持 4cm 的距离，以便能全面观察子宫（需要时也可置于脐上），然后相应地调整其余辅助孔的位置。图 11-2 显示了手术前肿瘤大小，以便正确放置套管针。如果计划使用单孔腹腔镜（single-site incision，SSI），则需要做一个 3cm 的经脐切口，以便置入带有可弯曲内镜的多孔道系统。进入腹腔后，先进行简短的腹腔镜检查，评估进入时是否有肠道损伤，以及子宫肌瘤的情况。

通常在子宫切口处注射稀释的垂体加压素溶液（见后述）。子宫浆膜切口通常为纵向的以便腹腔镜下缝合，切口避免靠近宫角或附件区域。应尽量减少切口数以保护

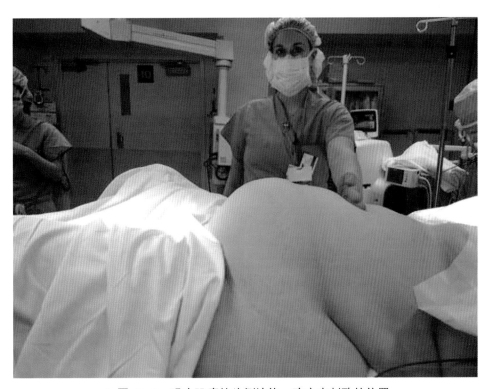

▲ 图 11-2　明确肌瘤的头侧边缘，确定穿刺孔的位置

子宫的完整性，并减少术后粘连形成。通常一旦切开子宫，子宫肌层就会收缩，肌瘤的包膜就很容易显露。然后用腹腔镜抓钳牢固地抓住肌瘤，在子宫肌层和肌瘤之间形成张力，肌瘤周围的子宫肌纤维组织从剥离平面直接被推开，将肌瘤包膜与肌层分离。如果需要锐性分离，应注意尽量减少电外科器械的使用，贴着肌瘤包膜进行分离，避免大面积的子宫肌层损伤。通常每个肌瘤有 2～4 条主要动脉供血，但位置难以预测。手术医生应尽可能地在横断动脉前进行电凝止血。

一旦肿瘤完全切除，就要评估是否需要切除多余的浆膜组织。开放手术入路缝合关闭子宫肌层的总原则同样适用于 LM。要注意识别任何子宫内膜缺损或小而深的子宫肌层缺损，并首先以连续缝合的方式闭合。值得注意的是，注入亚甲蓝（通常在输卵管通液过程中）有助于确定子宫腔，并很容易识别是否已经穿透子宫内膜。接着多层缝合主要切口（包括浆膜）以止血，防止血肿形成，并最大限度地确保子宫肌壁的完整性。通常使用 0 号延迟可吸收缝合线，腔内或腔外打结和使用倒刺缝合线都是可行的选择，取决于外科医生的技能和偏好。有几项研究指出使用倒刺缝合线可以降低技术难度、减少缝合时间、手术总时间和术中出血量 [31-33]。视频 11-1 展示了机器人辅助子宫肌瘤切除术的一些步骤。

视频 11-1　机器人辅助子宫肌瘤切除术：注射血管加压素，可登录 https://youtu.be/wOD1LpiBFwU 观看

LM 后的组织取出方式有多种，传统的方法是通过腹腔镜分碎器。然而，在分碎肌瘤过程中可能会无意中造成隐匿性恶性肿瘤（如子宫肉瘤）的播散，引起了人们的关注。基于这个原因，2014 年，美国食品药品管理局（Food and Drug Administration，FDA）发布了一份报道，不建议使用腹腔镜分碎器 [34]。值得注意的是，子宫肌瘤切除术后发生子宫肉瘤的真正患病率为 0.1%～0.6% [35-37]。由于缺乏大样本人群为基础的研究及为避免拒绝对符合条件的患者进行微创手术，美国妇科腹腔镜医师协会、美国妇产科医师学会和妇科肿瘤学会都发表了类似的立场声明，强调应知情同意，而并非完全取缔分碎器 [38-40]。

密闭式袋内分碎技术已变得更加普遍。市面上可用的密闭袋取物系统包括 Applied Medical 公司的 Alexis 系统和 Olympus 公司的 PneumoLiner 系统。一种方法是将肌瘤置

入腹腔镜袋内通过扩大的切口（通常在脐部）进行手工分碎。将子宫肌瘤装入一个大的内镜袋内，然后将脐部切口延长至约 3cm，并通过这个切口提出袋子的开口。为了便于显露，在切口处放置一个自动固定牵开器，然后将肌瘤提至切口，通过反复核除或楔形切除将其取出。视频 11-2 展示了一种使用连续 C 形切口的手工分碎技术。另一项技术是通过一个 3cm 的阴道后壁切口切除子宫肌瘤。可以通过腹腔镜在子宫骶韧带之间的子宫直肠陷凹做切口，小心推开附近的乙状结肠，也可以采用类似经阴道子宫切除术最初步骤的方式做切口，然后将腹腔镜袋外置于阴道口进行手工分碎。据报道，除了可能降低隐匿性恶性肿瘤的播散风险外，密闭袋内取物法的好处还包括减少小肠损伤、降低多发性腹膜平滑肌瘤播散和进展的风险。密闭袋内手工取瘤的主要缺点是手术时间长。最后，一些外科医生描述了使用大型腹腔镜袋制造假气腹以进行能量分碎。在使用前面提到的技术时要注意避免无意中对袋子造成的损伤，这可能会导致组织意外播散。值得注意的是，目前关于肌瘤切除术中使用密闭袋内分碎技术患者结局的研究有限。

视频 11-2　机器人辅助子宫肌瘤切除术的子宫切口，可登录 https://youtu.be/-vr9e1yJjFE 观看

七、其他术中注意事项

多种药物和方法已被评估认为可用来减少 LM 时的出血量。强有力的证据表明血管加压素和米索前列醇是有效的，其平均失血量分别减少为 246ml 和 91ml [41]。米索前列醇通常是患者在手术室中摆体位时置入直肠（400μg），以免干扰手术前阴道准备。血管加压素为标准的每瓶 20U/ml，通常每 20 单位用 30～100ml 注射生理盐水稀释，其半衰期为 10～20min。血管加压素注射在子宫肌层和肌瘤包膜之间的浆膜切口部位，通常注射部位会发白。注射时回抽和在注射前通知麻醉医师是至关重要的，因为药物的强血管收缩作用可能导致患者血压突然升高。

LM 后粘连形成的发生率高达 41%，可能会对未来的生育力产生不利影响。最佳的手术技术和良好的止血是预防粘连的关键。此外，还发现了几种可以减少粘连形成的

屏障方法，包括美国的 Interceed（氧化纤维素）和 Sepraspray/Seprafilm（化学修饰的透明质酸和羧甲基纤维素）[43-45]。在充分缝合止血后，将这些药物置于切除子宫肌瘤的切口处。

八、术后护理

LM 后的护理与其他大多数腹腔镜手术相似。该手术通常在门诊进行，但根据患者并发症的情况和病例的复杂性，在医院进行通宵观察也是合理的。特别是子宫肌瘤切除术后发热（大于 38℃）并不罕见，通常是由于子宫肌层切口血肿和子宫肌层释放的炎症细胞因子导致。然而，外科医生仍应警惕其他更严重的导致发烧的原因，包括但不仅限于盆腔感染。恢复正常活动的时间也与其他腹腔镜手术相同。通常延迟到术后 4～6 周才可以剧烈活动（如提重物、剧烈锻炼等），以免术后出现切口疝等意外并发症。

九、腹腔镜辅助子宫肌瘤切除术

腹腔镜辅助子宫肌瘤切除术（laparoscopically assisted myomectomy，LAM）是一种介于 LM 和开腹子宫肌瘤切除术的混合手术方法。通过腹腔镜进入腹部并检查盆腹腔后，在耻骨上方做一个小的腹部切口（通常在标准的 Pfannenstiel 切口水平），Alexus 或 Mobius 腹壁自动固定牵开器置于该切口进行充分显露。将子宫肌瘤提至腹壁或腹部切口外，可以通过更传统的开放手术技术进行子宫肌瘤切除。如果肌瘤较大，缺损范围大，需要较大的子宫重建或多层缝合时，尤其是当外科医生更擅长传统缝合而不是腹腔镜缝合时，就应该考虑采用这种联合方法。LAM 特别适用于有深肌壁间肌瘤的病例，外科医生可以通过直接触诊来制订进一步的手术计划。另外，在止血困难的病例中，LAM 可以更好地显露术野。手术后的护理和注意事项总的来说与 LM 相同。

十、机器人辅助子宫肌瘤切除术

机器人辅助腹腔镜肌瘤切除术（robotically assisted LSC myomectomy，RALM）是一种相对较新的微创方法，在肌瘤的外科治疗中已变得越来越普遍。腹部入路通常包括一个中心 8mm 或 12mm 的摄像孔（通常在目标解剖结构上方 8～10cm），以及 2～3 个辅助机械臂的 8mm 辅助孔。另外需要时还可以选择性置入一个助手侧孔道辅助腹腔镜子宫肌瘤剥除。在其他方面，子宫肌瘤切除术和标本取出的步骤和技术注意事项与传统腹腔镜手术相同（视频 11-3 至视频 11-8）。

视频 11-3　机器人辅助肌瘤切除术：肌瘤剥离（第一部分），可登录 https://youtu.be/CaWyzJVwn54 观看

视频 11-4　机器人辅助肌瘤切除术：肌瘤剥离（第二部分），可登录 https://youtu.be/7qznok3T3oQ 观看

视频 11-5　机器人辅助肌瘤切除术：肌瘤床闭合（第一部分），可登录 https://youtu.be/L7ciy-VhZbI 观看

视频 11-6　机器人辅助肌瘤切除术：肌瘤床闭合（第二部分），可登录 https://youtu.be/1k2zl7Ncxsg 观看

视频 11-7　机器人辅助肌瘤切除术：肌瘤床闭合（第三部分），可登录 https://youtu.be/l7WfLeGzK-U 观看

视频 11-8　在 Alexis 密闭袋式取物系统中手工分碎组织，可登录 https://youtu.be/Qu0iCaOodSY 观看

尽管腹腔镜手术不能通过触觉感知，但机器人辅助手术与传统腹腔镜相比有几个优势，如可提供三维立体视图，每个器械关节有 7 个角度自由转动，灵活性更大，而且可以减轻手部震颤，这使肌瘤剥离和多层缝合更容易。因此，机器人辅助入路应用于技术上更具挑战性的病例中，如那些特别大的肌瘤、累及宫颈、子宫下段或延伸至盆腔侧壁的肿瘤，或者广泛的盆腔粘连。总的来说，与传统的开放式子宫肌瘤切除术相比，RALM 与 LM 具有相似的患者护理优势，包括更低的失血量和输血需求、更短的住院时间和更低的围术期并发症[46]。图 11-3 为机器人辅助子宫肌瘤切除术的手术步骤。机器人手术的共同缺点是成本昂贵，包括更高的医院 / 专业费用，以及医院报销率。

十一、术中超声引导

LM 的一个有用的辅助手段是术中使用超声引导定位子宫肌壁间 / 黏膜下肌瘤，以便更完全地切除肌瘤和更准描绘宫腔。与传统的开放式入路相比，LM 的缺点是不能直接触摸子宫以定位肌瘤进行切除。即使有充分的术前评估，有时也很难准确定位较深较小的子宫肌瘤，这可能导致子宫切口错误，从而导致出血量增加、手术时间延长和子宫肌完整性破坏。此外，残留的肌瘤可能增加症状复发、再次手术和不孕症的可能性。

一些病例报告和研究评论了腹腔镜、机器人辅助和传统术中经阴道超声引导在 LM 时的可行性和有效性[47-49]。在腹腔镜手术中进行超声引导时，超声探头需通过腹腔镜孔道插入，并通过腹腔镜操作定位在腹部内。探头与子宫接触，以扫描很难定位的子宫肌瘤。我们的机构使用的是 ProSound Alpha 7 系统（Hitachi Healthcare 公司）和相应的线性探头，既可用于机器人（UST-5550-r）也可用于传统腹腔镜（UST-5550）配置。TilePro 多重输入显示器允许外科医生和手术室团队实时查看手术和超声图像。经阴道超声使用广泛，且成本较低，可以单独使用或与腹腔镜联合使用以精确定位肌瘤[46, 48]。值得注意的是，LM 时经阴道超声引导有助于切除较小的残留肌瘤，降低肌瘤复发率。图 11-1、图 11-3 和图 11-4 演示了将术中超声整合到机器人辅助肌瘤切除术中。

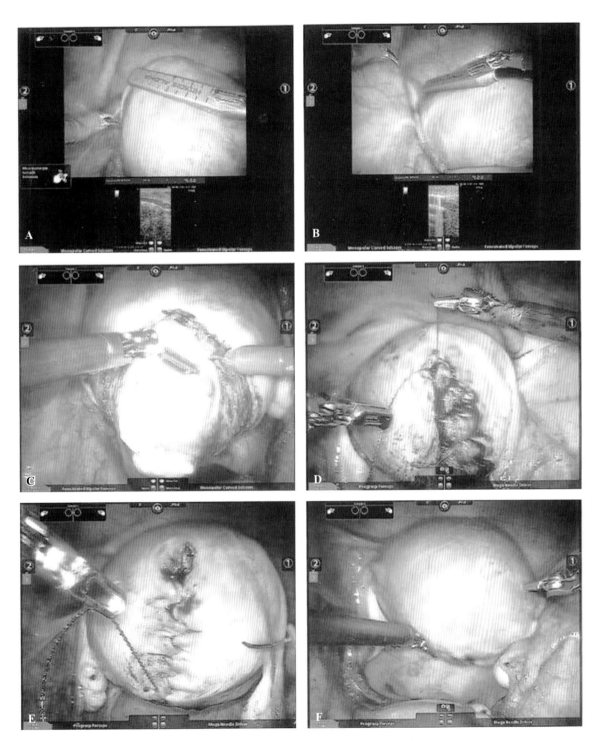

▲ 图 11-3 机器人辅助肌瘤切除术的手术步骤

A 和 B. 术中超声引导（注意下方的超声图像）；C. 初始切口及肌瘤剥离；D. 子宫肌层的缝合；E. 棒球式缝合闭合浆膜；F. 切口完全闭合

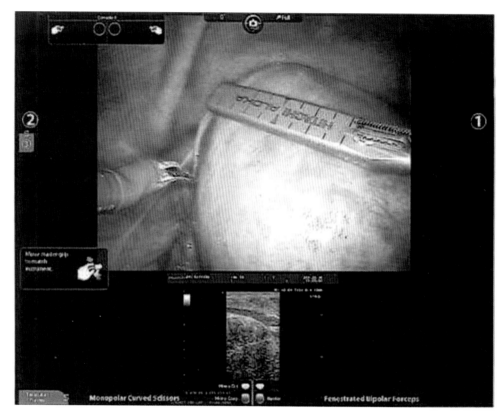

▲ 图 11-4　机器人辅助子宫肌瘤切除术中超声的使用

注意达·芬奇手术系统的 TilePro 功能，该功能允许在外科医生控制台视图下同时显示机器人摄像机图像（顶部面板）和超声图像（下方面板）

参 考 文 献

[1] Sizzi O, Rossetti A, Malzoni M et al. Italian multicenter study on complications of laparoscopic myomectomy. *J Minim Invasive Gynecol*. 2007;14(4):453–62.

[2] Donnez J and Dolmans MM. Uterine fibroid management: From the present to the future. *Hum Reprod Update*. 2016;22(6):665–86.

[3] Chen CC and Falcone T. Robotic gynecologic surgery: Past, present, and future. *Clin Obstet Gynecol*. 2009;52(3):335–43.

[4] Lee J and Spies J. Management options for uterine fibroids. In: Geschwind J and Dake M (eds) *Abrams' Angiography: Interventional Radiology*. 3rd ed. Philadelphia, PA: Lippincott Williams & Wilkins; 2014, pp. 239–45.

[5] Rutgers JL, Spong CY, Sinow R, and Heiner J. Leuprolide acetate treatment and myoma arterial size. *Obstet Gynecol*. 1995;86(3):386–8.

[6] Chen I, Motan T, and Kiddoo D. Gonadotropin-releasing hormone agonist in laparoscopic myomectomy: Systematic review and meta-analysis of randomized controlled trials. *J Minim Invasive Gynecol*. 2011;18(3):303–9.

[7] Palomba S, Pellicano M, Affinito P, Di Carlo C, Zullo F, and Nappi C. Effectiveness of short–term administration of tibolone plus gonadotropin-releasing hormone analogue on the surgical outcome of laparoscopic myomectomy. *Fertil*

Steril. 2001;75(2):429–33.

[8] Donnez J, Tomaszewski J, Vazquez F et al. Ulipristal acetate versus leuprolide acetate for uterine fibroids. *N Engl J Med.* 2012;366(5): 421–32.

[9] Leone Roberti Maggiore U, Scala C, Venturini PL, and Ferrero S. Preoperative treatment with letrozole in patients undergoing laparoscopic myomectomy of large uterine myomas: A prospective non–randomized study. *Eur J Obstet Gynecol Reprod Biol.* 2014;181:157–62.

[10] Holub Z, Mara M, Kuzel D, Jabor A, Maskova J, and Eim J. Pregnancy outcomes after uterine artery occlusion: Prospective multicentric study. *Fertil Steril.* 2008;90(5):1886–91.

[11] Goldman KN, Hirshfeld–Cytron JE, Pavone ME, Thomas AP, Vogelzang RL, and Milad MP. Uterine artery embolization immediately preceding laparoscopic myomectomy. *Int J Gynaecol Obstet.* 2012;116(2):105–8.

[12] Mara M, Maskova J, Fucikova Z, Kuzel D, Belsan T, and Sosna O. Midterm clinical and first reproductive results of a randomized controlled trial comparing uterine fibroid embolization and myomectomy. *Cardiovasc Intervent Radiol.* 2008;31(1):73–85.

[13] Hovsepian DM, Siskin GP, Bonn J et al. Quality improvement guidelines for uterine artery embolization for symptomatic leiomyomata. *J Vasc Interv Radiol.* 2009;20(7 suppl):S193–9.

[14] Worthington–Kirsch RL. Uterine artery embolization: State of the art. *Semin Intervent Radiol.* 2004;21(1): 37–42.

[15] Pron G, Mocarski E, Bennett J et al. Pregnancy after uterine artery embolization for leiomyomata: The Ontario multicenter trial. *Obstet Gynecol.* 2005;105(1):67–76.

[16] Dutton S, Hirst A, McPherson K, Nicholson T, and Maresh M. A UK multicentre retrospective cohort study comparing hysterectomy and uterine artery embolisation for the treatment of symptomatic uterine fibroids (HOPEFUL study): Main results on medium–term safety and efficacy. *BJOG.* 2007;114(11):1340–51.

[17] American College of Obstetricians and Gynecologists. ACOG practice bulletin. alternatives to hysterectomy in the management of leiomyomas. *Obstet Gynecol.* 2008, Reaffirmed 2016;112(2 Pt 1):387–400.

[18] Radosa MP, Owsianowski Z, Mothes A et al. Long–term risk of fibroid recurrence after laparoscopic myomectomy. *Eur J Obstet Gynecol Reprod Biol.* 2014;180:35–9.

[19] Doridot V, Dubuisson JB, Chapron C, Fauconnier A, and Babaki–Fard K. Recurrence of leiomyomata after laparoscopic myomectomy. *J Am Assoc Gynecol Laparosc.* 2001;8(4): 495–500.

[20] Nezhat FR, Roemisch M, Nezhat CH, Seidman DS, and Nezhat CR. Recurrence rate after laparoscopic myomectomy. *J Am Assoc Gynecol Laparosc.* 1998;5(3):237–40.

[21] Koo YJ, Lee JK, Lee YK et al. Pregnancy outcomes and risk factors for uterine rupture after laparoscopic myomectomy: A single-center experience and literature review. *J Minim Invasive Gynecol.* 2015;22(6):1022–8.

[22] Parker WH, Einarsson J, Istre O, and Dubuisson JB. Risk factors for uterine rupture after laparoscopic myomectomy. *J Minim Invasive Gynecol.* 2010;17(5):551–4.

[23] Gambacorti–Passerini Z, Gimovsky AC, Locatelli A, and Berghella V. Trial of labor after myomectomy and uterine rupture: A systematic review. *Acta Obstet Gynecol Scand.* 2016;95(7):724–34.

[24] Claeys J, Hellendoom I, Hamerlynch T, Bosteels J, and Weters S. The risk of uterine rupture after myomectomy: A systematic review of the literature and meta–analysis. *Gynecol Surg.*

2014;1(197):197–206.

[25] Bernardi TS, Radosa MP, Weisheit A et al. Laparoscopic myomectomy: A 6–year follow-up single–center cohort analysis of fertility and obstetric outcome measures. *Arch Gynecol Obstet.* 2014;290(1):87–91.

[26] Alessandri F, Lijoi D, Mistrangelo E, Ferrero S, and Ragni N. Randomized study of laparoscopic versus mini–laparotomic myomectomy for uterine myomas. *J Minim Invasive Gynecol.* 2006;13(2):92–7.

[27] Darwish AM, Nasr AM, and El–Nashar DA. Evaluation of postmyomectomy uterine scar. *J Clin Ultrasound.* 2005;33(4):181–6.

[28] Gould MK, Garcia DA, Wren SM et al. Prevention of VTE in nonorthopedic surgical patients: Antithrombotic therapy and prevention of thrombosis, 9th ed: American College of Chest Physicians evidence–based clinical practice guidelines. *Chest.* 2012;141(2 suppl):e227S–77S.

[29] Litta P, Fantinato S, Calonaci F et al. A randomized controlled study comparing harmonic versus electrosurgery in laparoscopic myomectomy. *Fertil Steril.* 2010;94(5):1882–6.

[30] Su H, Han CM, Wang CJ, Lee CL, and Soong YK. Comparison of the efficacy of the pulsed bipolar system and conventional electrosurgery in laparoscopic myomectomy—A retrospective matched control study. *Taiwan J Obstet Gynecol.* 2011;50(1):25–8.

[31] Song T, Kim TJ, Kim WY, and Lee SH. Comparison of barbed suture versus traditional suture in laparoendoscopic single–site myomectomy. *Eur J Obstet Gynecol Reprod Biol.* 2015;185:99–102.

[32] Tulandi T and Einarsson JI. The use of barbed suture for laparoscopic hysterectomy and myomectomy: A systematic review and meta–analysis. *J Minim Invasive Gynecol.*

2014;21(2):210–6.

[33] Alessandri F, Remorgida V, Venturini PL, and Ferrero S. Unidirectional barbed suture versus continuous suture with intracorporeal knots in laparoscopic myomectomy: A randomized study. *J Minim Invasive Gynecol.* 2010;17(6):725–9.

[34] U.S. Food and Drug Administration. *Laparoscopic Power Morcellators.* U.S. Food and Drug Administration website. Accessed June 2020. https://www.fda.gov/medical-devices/surgery–devices/laparoscopic–power–morcellators#:~:text=The%20FDA%20recommends%20health%20care,or%20hysterectomy%20for%20uterine%20fibroids. Updated Feb 2020.

[35] Lieng M, Berner E, and Busund B. Risk of morcellation of uterine leiomyosarcomas in laparoscopic supracervical hysterectomy and laparoscopic myomectomy, a retrospective trial including 4791 women. *J Minim Invasive Gynecol.* 2015;22(3):410–4.

[36] Wright JD, Tergas AI, Burke WM et al. Uterine pathology in women undergoing minimally invasive hysterectomy using morcellation. *JAMA.* 2014;312(12):1253–5.

[37] Tan–Kim J, Hartzell KA, Reinsch CS et al. Uterine sarcomas and parasitic myomas after laparoscopic hysterectomy with power morcellation. *Am J Obstet Gynecol.* 2015;212(5):594.e1–10.

[38] Goff BA. SGO not soft on morcellation: Risks and benefits must be weighed. *Lancet Oncol.* 2014;15(4):e148.

[39] AAGL Advancing Minimally Invasive Gynecology Worldwide. AAGL practice report: Morcellation during uterine tissue extraction. *J Minim Invasive Gynecol.* 2014;21(4):517–30.

[40] American College of Obstetricians and Gynecologists. *Power morcellation and occult malignancy in gynecologic surgery.* American

College of Obstetricians and Gynecologists Special Report. 2014.

[41] Kongnyuy EJ, van den Broek N, and Wiysonge CS. A systematic review of randomized controlled trials to reduce hemorrhage during myomectomy for uterine fibroids. *Int J Gynaecol Obstet.* 2008;100(1):4–9.

[42] Dubuisson JB, Fauconnier A, Chapron C, Kreiker G, and Norgaard C. Second look after laparoscopic myomectomy. *Hum Reprod.* 1998;13(8):2102–6.

[43] Tinelli A, Malvasi A, Guido M et al. Adhesion formation after intracapsular myomectomy with or without adhesion barrier. *Fertil Steril.* 2011;95(5):1780–5.

[44] Fossum GT, Silverberg KM, Miller CE, Diamond MP, and Holmdahl L. Gynecologic use of Sepraspray adhesion barrier for reduction of adhesion development after laparoscopic myomectomy: A pilot study. *Fertil Steril.* 2011;96(2):487–91.

[45] Ahmad G, O'Flynn H, Hindocha A, and Watson A. Barrier agents for adhesion prevention after gynaecological surgery. *Cochrane Database Syst Rev.* 2015;(4):CD000475.

[46] Iavazzo C, Mamais I, and Gkegkes ID. Robotic assisted vs laparoscopic and/or open myomectomy: Systematic review and meta-analysis of the clinical evidence. *Arch Gynecol Obstet.* 2016;294(1):5–17.

[47] Lin PC, Thyer A, and Soules MR. Intraoperative ultrasound during a laparoscopic myomectomy. *Fertil Steril.* 2004;81(6):1671–4.

[48] Shimanuki H, Takeuchi H, Kikuchi I, Kumakiri J, and Kinoshita K. Effectiveness of intraoperative ultrasound in reducing recurrent fibroids during laparoscopic myomectomy. *J Reprod Med.* 2006;51(9):683–8.

[49] Paul P, Ahluvalia D, Narasimhan D et al. Intraoperative transvaginal sonography: A novel approach for localization of deeper myomas during laparoscopic myomectomy. *Gynecol Surg.* 2015;12(4):303–8.

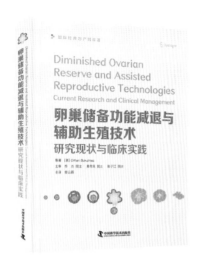

原著 [美] Orhan Bukulmez

主审 乔 杰 院士　　黄荷凤 院士　　陈子江 院士

主译 曹云霞

开本 大 16 开（精装）

定价 198.00 元

本书引进自 Springer 出版社，是一部系统介绍卵巢储备功能减退与辅助生殖技术相关研究及进展的著作。全书共分四篇，回顾了相关术语的定义和范围，以及当前人们对 DOR 自然史的理解；概述了饮食、激素、传统补品和用于刺激卵巢和改善 ART 结果的常规方法；介绍了微刺激、温和刺激方案和替代方案、冷冻胚胎移植准备、胚胎培养和子宫内膜准备注意事项及对临床结局的回顾；讨论了现代技术在 DOR 治疗中的应用，包括新鲜胚胎移植与冷冻胚胎移植、冷冻保存及全面的染色体分析；展望了 ART 未来发展前景。

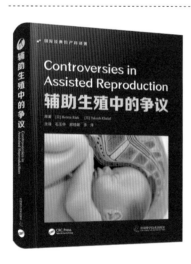

原著 [美] Botros Rizk 等

主译 石玉华　郝桂敏　李 萍

开本 大 16 开（精装）

定价 108.00 元

本书引进自世界知名的 CRC 出版集团，由 Botros Rizk 和 Yakoub Khalaf 两位教授联合众多该领域的医学专家共同打造。本书主要阐述了辅助生殖中存在争议的热点话题，不仅涵盖了卵巢标记物的应用、子宫内膜容受性分子标记物的应用、延时胚胎成像在辅助生殖技术实践中的应用、胚胎植入前遗传学筛查、取卵时是否冲洗卵泡等实验室热点话题，还涉猎了单胚胎移植、黄体期支持、体外受精安全性和有效性的衡量、反复种植失败、子宫肌瘤切除与否、子宫内膜异位症手术在体外受精中的局限性等临床热点话题。

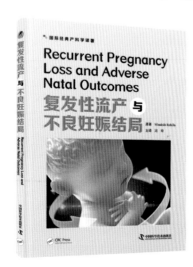

原著 Minakshi Rohilla

主译 冯 玲

开本 大 16 开（精装）

定价 98.00 元

本书引进自世界知名的 CRC 出版集团，由 Minakshi Rohilla 教授联合众多国际妇产科专家共同打造，国内华中科技大学同济医学院附属同济医院产科十余位专家联合翻译，是一部临床指导意义极强的复发性流产诊疗著作。著者结合自身多年的临床实践经验，从高危因素、孕前咨询、妊娠管理等多角度，全面介绍了孕早期、孕中期复发性流产的病因、诊疗方案及各种不良孕产史，同时覆盖了孕早期复发性流产、孕中期流产（包括宫颈功能不全引起的无痛性流产）、早产、孕晚期胎儿死亡、死产、复发性肝内胆汁淤积症、高血压、胎盘早剥、瘢痕子宫/子宫破裂等妊娠合并症等内容，还对有智力障碍儿童、遗传性疾病患儿生育史的女性患者遗传咨询及管理方法进行了阐述。